Mon stage infirmier en
URGENCES RÉANIMATION

Collection « Mes notes de stage IFSI »

Dirigée par Laurent Sabbah et Claire Delage

Mon stage infirmier en **Urologie-Néphrologie,** par M. Rouprêt, août 2022

Mon stage infirmier en **Cancérologie-Hématologie,** par J. Alexandre, août 2022

Mon stage infirmier en **Hépato-Gastro-Entérologie,** par A. Balian, août 2022

Mon stage infirmier en **Urgences-Réanimation,** par A. Chaïb, août 2022

Mon stage infirmier en **Gériatrie,** par E. Baudouin, août 2022

Mon stage infirmier en **Neurologie,** par K. Kinugawa-Bourron, E. Flamand-Roze, août 2022

Mon stage infirmier en **Gynécologie-Obstétrique,** par S. Salama, août 2022

Mon stage infirmier en **Psychiatrie,** par I. Lim-Sabbah, août 2022

Mon stage infirmier en **Rhumatologie-Traumatologie-Orthopédie,** par M.-A. Rousseau, août 2022

Mon stage infirmier en **Cardiologie,** par L. Sabbah, août 2022

Mon stage infirmier en **Pédiatrie-Pédopsychiatrie,** par M. Schiff, I. Lim-Sabbah, août 2022

Mon stage infirmier en **Maladies infectieuses,** par S. Pons, août 2022

Mon stage infirmier en **Endocrinologie-Diabétologie,** par C. Saïe, août 2022

Mon stage infirmier en **Dermatologie,** par A. Soria août 2022

Mon stage infirmier en **Pneumologie,** par Q. Philippot, août 2022

Mon stage infirmier en URGENCES RÉANIMATION

Aurès Chaïb

Praticien hospitalier, service de cardiologie, hôpital André Grégoire, Montreuil

MES NOTES DE STAGE IFSI

Collection sous la direction de Laurent Sabbah, Cardiologue, Hôpital Necker et Claire Delage, Cadre de Santé, Hôpital Necker

Avec la collaboration de Camille Dufournaud, IDE, Institut Montsouris, (pour les cartes mentales) et Mario Pellizzari, Cadre de santé, service de cardiologie, hôpital André Grégoire, Montreuil (pour la partie 1)

Elsevier Masson

ELSEVIER

Elsevier Masson SAS, 65, rue Camille-Desmoulins, 92442 Issy-les-Moulineaux cedex

Mon stage infirmier en Urgences-Réanimation, par Aurès Chaïb.

ISBN : 978-2-294-77484-3

e-ISBN : 978-2-294-77668-7

Table des matières

1 CONNAÎTRE VOTRE LIEU DE STAGE

2 COMPÉTENCES INFIRMIÈRES

3 PRÉREQUIS

4 PATHOLOGIES

Table des matières

Table des matières

Abréviations

ABC	*Airway, Breathing, Circulation*
ADH	Hormone antidiurétique
ACR	Arrêt cardio-respiratoire
Ag	Antigène
BAVU	Ballon autogonflant à valve unidirectionnelle
BPCO	Bronchopneumopathie chronique obstructive
BU	Bandelette urinaire
CEE	Choc électrique externe
CG	Concentré globulaire
CGR	Concentré de globules rouges
CIVD	Coagulation intravasculaire disséminée
CO	Monoxyde de carbone
CP	Concentré plaquettaire
CPK	Créatine phosphokinase
CPU	Contrôle prétransfusionnel ultime
CRP	*C-Reactive Protein*
DDAVP	1-désamino-8-D-arginine vasopressine
DSA	Défibrillateur semi-automatique
ECBU	Examen cytobactériologique des urines
ECG	Électrocardiogramme
EVA	Échelle visuelle analogique
FA	Fibrillation auriculaire
FAN	Facteur atrial natriurétique
FC	Fréquence cardiaque
FiO_2	Fraction inspirée en oxygène
FR	Fréquence respiratoire
FV	Fibrillation ventriculaire
GR	Globules rouges
Hb	Hémoglobine
HLA	*Human Leukocyte Antigen*
IAO	Infirmier·e d'accueil et d'orientation
IDE	Infirmier·e diplômé·e d'État
IDM	Infarctus du myocarde
IM	Intramusculaire
IV	Intraveineux(se)
IVD	Intraveineuse directe
NFS	Numération-formule sanguine

Abréviations

NRBC	Risque nucléaire, radiologique, biologique et chimique
PA	Pression artérielle
PaO_2	Pression partielle du sang artériel en oxygène
pCO_2	Pression partielle du sang artériel en dioxyde de carbone
PEP	Pression expiratoire positive
PFC	Plasma frais congelé
RAI	Recherche des agglutinines irrégulières
RCP	Réanimation cardiopulmonaire
Rh	Rhésus
SaO_2	Saturation en oxygène
SAU	Service d'accueil des urgences
SC	Sous-cutané
SpO_2	Saturation pulpaire en oxygène
TCA	Temps de céphaline activée
TDM	Tomodensitométrie
TOF	*Train of four*
TP	Temps de prothrombine
TV	Tachycardie ventriculaire
UHCD	Unité d'hospitalisation de courte durée
VNI	Ventilation non invasive
VVP	Voie veineuse périphérique

PARTIE

1

Connaître votre lieu de stage

Introduction

Tous les stages doivent être préparés en amont. Pour l'étudiant·e infirmier·e, le stage est un moment privilégié avec les professionnels et avec les patients. C'est l'occasion de mettre en application tout ce qui a été appris en formation.

Comment préparer votre stage en réanimation ?

- En vous renseignant sur l'établissement qui va vous accueillir.
- En vous renseignant sur le service qui va vous accueillir.

Dans ce but, certains IFSI collectent les livrets d'accueil des différents établissements. Ils présentent les différents points à connaître : les différents services, le nombre de lits, l'organigramme, les valeurs soignantes...

Néanmoins, il faut prendre contact avec le cadre de santé du service. Ce premier échange est déterminant. Il permet d'aborder les habitudes du stage qui vous permettront de vous organiser : les horaires, les prérequis, l'organisationnel (vestiaire, cadenas, tenues, repas...) ainsi que l'heure et l'endroit où vous devez vous présenter le premier jour.

Pour la première journée, ne soyez pas en retard : préparez et repérez votre parcours pour déterminer le temps requis pour arriver en temps et en heure (avec une marge pour faire face à un aléa).

Préparez vos effets personnels la veille. Le plus important sera le carnet de stage où vous noterez toutes vos remarques, questions, interrogations... N'oubliez pas votre portfolio, votre planning, vos horaires, vos objectifs institutionnels et personnels.

À chaque question, il doit y avoir une réponse. Cette réponse est à demander aux professionnels de santé ou à explorer plus tard au cours du stage. Ne restez pas sur des interrogations.

Stage en réanimation

Législation

L'exercice de la réanimation hospitalière fait l'objet de dispositions légales dans le Code de la santé publique.

- L'article R. 6123-33 fixe la définition réglementaire de la réanimation : « Les soins de réanimation sont destinés à des patients qui présentent ou sont susceptibles de présenter plusieurs défaillances viscérales aiguës mettant directement en jeu le pronostic vital et impliquant le recours à des méthodes de suppléance. »
- Selon l'article R. 6123-34 :
- « Les unités de réanimation :
  1. Assurent vingt-quatre heures sur vingt-quatre, tous les jours de l'année, l'accueil et la prise en charge diagnostique et thérapeutique ainsi que la surveillance des patients mentionnés ci-dessus ;
  2. Assurent la sécurité et la continuité des soins en organisant le retour et le transfert des patients dans les unités de surveillance continue ou toute autre unité d'hospitalisation complète dès que leur état de santé le permet. À cet effet, les établissements exerçant les activités de réanimation passent des conventions avec d'autres établissements possédant ces unités afin de définir les modalités permettant d'y transférer les patients. »
- Selon l'article R. 6123-35 : « L'activité de soins de réanimation est exercée dans les établissements de santé comprenant une ou plusieurs unités organisées à cette fin, pouvant assurer la mise en œuvre prolongée de techniques spécifiques, l'utilisation de dispositifs médicaux spécialisés ainsi qu'une permanence médicale et paramédicale à la disposition exclusive de l'unité. »

- L'article R. 6123-37 du Code de la santé publique détermine la capacité minimale de l'unité de réanimation à huit lits. Cette capacité peut être réduite à six à titre dérogatoire.
- L'article R. 6123-38 du Code de la santé publique prévoient des conventions entre les unités pratiquant des activités de réanimation et les unités pratiquant des activités de soins intensifs et de surveillance continue.

Les décrets n° 2002-465 et n° 2002-466 du 5 avril 2002 établissent les règles d'implantation et les conditions techniques que l'activité de réanimation doit respecter étant donné qu'elle est soumise à autorisation.

Généralités sur la réanimation

» Différents types de services de réanimation

Le stage en réanimation est un stage difficile et très technique. Il nécessite une connaissance des appareillages, une maîtrise des soins et de la communication avec les patients, un grand sens de l'observation et un sens clinique.

Il y a plusieurs types de réanimation. La plus commune est la réanimation adulte dite « polyvalente ». On y accueille aussi bien des patients chirurgicaux en post-chirurgie lourde que des patients de médecine.

Il existe aussi des services de réanimation pédiatrique (article R. 6123-38-3 du Code de la santé publique), polyvalents pour la plupart et dont certains sont spécialisés en néonatologie (notamment ceux implantés dans un établissement de santé disposant d'une maternité de type 3).

Au fil des années, des réanimations plus ou moins spécialisées se sont développées, principalement pour faire face à des prises en charge spécifiques de patients (par exemple : réanimation toxicologique, réanimation grands brûlés, réanimation neurologique, réanimation pneumologique, réanimation néphrologique, réanimation traumatologique...). Souvent, ces réanimations sont le reflet des patients pris en charge au sein de l'établissement.

» Organisation du service

L'architecture de ces réanimations est toujours la même. C'est-à-dire en box fermé avec un suréquipement technique, et ceci afin d'optimiser la prise en charge du patient.

En général, 50 % de la surface sont consacrés aux patients et le reste à l'intendance (réserves, bureaux, office, chambre de garde, poste de soins, salle d'accueil des familles...).

La particularité des réanimations est la présence médicale et paramédicale. Cette présence est opérationnelle 24 heures/24 pour pouvoir intervenir à tout moment. Le nombre de soignants est le même que ce soit le jour ou la nuit. Dans ce contexte, le plus dur est de respecter le rythme jour/nuit des patients.

Le personnel est normé : deux infirmier·e·s pour cinq patients et une aide-soignant·e pour quatre patients. Attenante à la réanimation, il y a une unité de surveillance continue (USC). Le personnel de ces USC est aussi normé : une infirmier·e et une aide-soignant·e pour quatre patients. L'USC est une unité intermédiaire entre la réanimation et les services d'hospitalisation.

» Un stage éprouvant

Il ne faut pas négliger l'aspect psychologique de la réanimation, aussi bien pour les stagiaires que pour les soignants. Le plus difficile est de contrôler ses émotions et de garder de la distance professionnelle. Les soins infirmiers en réanimation sont épuisants psychologiquement et physiquement. Le personnel est confronté aux maladies graves, à des drames sociaux, à la mort.

Comme pour tous les débuts de stage, il y a une appréhension la veille, un mauvais sommeil, de la peur, de l'angoisse... Tous ces phénomènes sont naturels, mais ils ne doivent pas entacher votre parcours. Le stress fait partie intégrante du stage de réanimation. Les professionnels aussi, dans une moindre mesure, y sont soumis.

Quel que soit le nombre d'appareillages en réanimation, n'oubliez pas que les machines ne suffisent pas à la surveillance. La présence de l'infirmier·e diplômé·e d'État (IDE) est primordiale car il ou elle possède des sens, connaissances et intuitions lui permettant de surveiller son patient. N'ayez pas peur et ne soyez pas effrayé par la réanimation : le patient dans le lit reste un patient, que l'on peut gérer certes avec l'aide des machines, mais pas exclusivement.

Présentation d'une chambre de réanimation

Une chambre de réanimation doit être suffisamment grande (de 25 à 30 m^2) pour accueillir tout le matériel supplémentaire nécessaire au patient : un lit médicalisé, de préférence verticalisable, doté d'un matelas anti-escarre et un fauteuil médicalisé.

La chambre est équipée de prises électriques en nombre suffisant et d'un onduleur, de nombreuses prises de gaz médicaux sur bras, en plafonnier ou murales, à proximité du lit ou du fauteuil quand le patient y est installé.

Le plafond est équipé de rails permettant la manutention du patient sur l'ensemble de la superficie de la chambre.

Dans certains cas, la chambre peut être équipée de portes à ouverture automatique avec sas. Un traitement d'air en pression positive avec filtration et renouvelant de l'air six fois par jour peut être installé. Ceci a pour but de diminuer considérablement la propagation des germes au sein de la réanimation.

La température doit être comprise entre 20 et 25 °C avec une hygrométrie de 40 à 60 %.

Types de patients admis en réanimation

Pathologies cardiovasculaires

- Arrêt cardiaque.
- Insuffisance cardiaque aiguë.
- État de choc.

- Accident vasculaire cérébral.
- Complications de l'hypertension artérielle.
- Éclampsie.
- Troubles du rythme cardiaque...

Pathologies infectieuses graves

- Pneumonie.
- Méningite.
- Infection urinaire.
- Infection abdominale.
- Septicémie ou choc septique...

Pathologies respiratoires aiguës

- Exacerbation aiguë de bronchopneumopathie chronique obstructive (BPCO).
- Syndrome de détresse respiratoire aiguë (SDRA).
- Pneumonie.
- Barotraumatisme.
- Asthme grave.
- Embolie pulmonaire...

Pathologies neurologiques

- Hémorragie cérébrale.
- Accident vasculaire cérébral ischémique.
- Traumatisme crânien.
- Hypertension intracrânienne.
- Paralysie.
- Convulsion.
- Intoxication médicamenteuse...

Postopératoire

- Chirurgie importante.
- Transplantation.
- Patients à risque cardiovasculaire élevé...

Complications des pathologies lourdes

- Cancer.
- Leucémie ou maladie systémique.

- Polyarthrite.
- Lupus...

Réanimation néonatologie avec les pathologies du nouveau-né

Autres pathologies rencontrées en réanimation

- Pancréatite aiguë.
- Hépatite fulminante.
- Insuffisance rénale aiguë.
- Coma hypoglycémique.
- Hémorragie massive.
- Polytraumatisés.
- Coagulation intravasculaire disséminée (CIVD).
- Intoxication.
- Autolyse (tentative de suicide).

La liste des pathologies rencontrées en réanimation est non exhaustive, à cette liste se rajoutent toutes les indications de réanimation en postopératoire immédiat.

Certaines réanimations accueillent des patients en mort cérébrale (avant leur arrivée ou dont le coma s'est installé au cours de l'hospitalisation) en vue d'un prélèvement d'organe.

Surveillances

» Constantes

Les constantes sont une grande part de la surveillance en réanimation. Plusieurs paramètres peuvent être monitorés via différents appareillages. Mais il ne faut pas délester pour autant les méthodes manuelles auxquelles on peut avoir recours si un appareillage est défectueux.

Fréquence cardiaque (FC)

Il y a plusieurs façons de mesurer la FC :

- en instantané : l'électrocardioscope mesure le nombre de pulsations à la minute ;

- via l'électrocardiogramme (ECG) : il va servir aux médecins pour interpréter les signes électriques du cœur. Le plus commun est le 12-dérivations, mais on peut vous demander un 18-dérivations, voire un « D2 long » pour évaluer une arythmie cardiaque (fréquence cardiaque irrégulière).

> On ne demande pas à une IDE de réanimation d'interpréter l'ECG, mais de pouvoir distinguer des anomalies dans le tracé : bradycardie, tachycardie, arythmie...

Ne pas négliger la prise du pouls manuelle en radial qui donne des renseignements sur la FC (correspond-elle au chiffre affiché sur le scope ?) et une idée sur la pression artérielle.

Respiration

Il existe plusieurs surveillances de la respiration : la fréquence (FR) est mesurable visuellement, sur l'écran de monitorage ou sur le ventilateur si le patient est sous ventilation mécanique. On mesure aussi l'efficacité de la respiration avec la saturation pulsée en oxygène (capteur au bout du doigt : SpO_2). Chez les patients qui ont une mauvaise circulation périphérique, du vernis sur les ongles ou une intoxication au monoxyde de carbone, le chiffre peut être faussé.

Pression artérielle (PA)

La PA peut être prise manuellement, monitorée de façon non invasive via un tensiomètre automatique ou de façon invasive par un cathéter artériel posé en radial ou en fémoral et relié à un transducteur.

Pression veineuse centrale (PVC)

Elle peut être monitorée via un capteur de pression. Elle est le reflet du remplissage vasculaire du patient. La PVC est mesurée au niveau de l'oreillette droite via un cathéter central relié à une colonne d'eau ou un capteur électronique.

Pression intracrânienne (PIC)

La PIC est mesurée grâce à un cathéter inséré en intra-parenchymenteux ou en intraventriculaire et relié à un capteur de pression et un moniteur.

Température

Elle est monitorée soit en discontinu (thermomètre) soit en continu via une sonde reliée à un moniteur et placée en intravésical ou en intra-œsophagien.

Débit cardiaque (DC)

Le DC reflète l'hémodynamique du patient. C'est surtout l'index cardiaque (IC) qui est utilisé (débit cardiaque ramené à la surface corporelle).

» État cutané

Lors de la toilette ou des soins de prévention des escarres, il vous faudra vérifier l'état de la peau du patient. Observez la peau dans son ensemble, soulevez les membres, retournez le patient. Vérifiez l'arrière de la tête, des oreilles, le sacrum et les talons. Pendant cette inspection, vous aurez des informations pertinentes sur le patient : température, souplesse des mollets, fragilité de la peau, escarres, motricité, symétrie, réflexes...

Par dessus tout, le temps de la toilette ou du nursing est un moment de communication privilégié qu'il ne faut pas négliger.

» Points d'entrée

L'un des premiers combats à mener en réanimation est la lutte contre les infections. Le patient est, la plupart du temps, sensible aux infections et donc plus susceptible d'être infecté : 50 % des patients de réanimation ont une infection. Les portes d'entrée sont nombreuses : cathéter, sondes, intubation... La surveillance se portera sur la température du patient, les frissons, la couleur des téguments (recherche de marbrures), l'observation des points de ponction, liquides biologiques et excrétas du patient à la recherche d'un début d'infection. Les cathéters et les sondes doivent être retirés dès que possible. Leur manipulation doit se faire avec asepsie. L'hygiène des mains est primordiale et les précautions standards doivent être respectées à la lettre.

» Clinique du patient

Si le monitorage du patient est important, les chiffres ne doivent pas prendre la place de l'observation. C'est pour cela qu'il est conseillé aux soignants de vérifier visuellement l'état clinique des patients. Rien ne remplacera une bonne observation. N'hésitez pas à soulever les draps et à regarder la façon de respirer, à vérifier l'état cutané à la recherche de cyanose, marbrures, ictère, purpura, œdèmes, plaie, saignement, phlyctène, escarres, signes de fièvre...

» Autres surveillances

Douleur

Pendant longtemps, en réanimation, les patients étaient sédatés, voire curarisés, et la douleur était peu traitée. De nos jours, soulager la douleur des patients est une priorité. Certaines échelles permettent d'évaluer la douleur (EVA, EVN...), d'autres évaluent l'efficacité de la sédation (Ramsay, RASS, BPS).

Il faut toujours penser qu'un patient qui est agité souffre. Les antalgiques permettent de diminuer la sédation et favorisent l'adaptation au respirateur. Le but est d'avoir un patient réveillable et confortable.

Dans certaines pathologies, les patients sont sédatés (lésions cérébrales, polytraumatismes, état de choc en phase aiguë).

Conscience

La conscience est mesurée par un score (Glasgow) de 3 à 15 (cf. Fiche 39). Les réflexes pupillaires aussi sont évalués (symétrie, réactivité, taille). Les réflexes moteurs sont testés (en réaction aux stimuli). Plusieurs autres échelles peuvent être utilisées, mais l'échelle de Glasgow reste la plus répandue.

L'index bispectral (EEG bipolaire) relié au scope permet de monitorer la profondeur de sédation du patient.

Entrées/sorties

Il est important de noter toutes les entrées et sorties du patient. Cela permet d'évaluer l'état de remplissage du patient (hypovolémie ou perte volémique importante). Dans les entrées est comptabilisé tout ce qui est injecté au patient par voie entérale ou parentérale. Dans les sorties sont comptabilisées les pertes de liquide (urines, drainages, excrétas, sueur...).

Une attention particulière est apportée à la diurèse, afin de dépister au plus vite une insuffisance rénale (oligurie, anurie). Elle est souvent quantifiée plusieurs fois par 24 heures et les patients sont donc le plus souvent sondés à cet effet.

Pansements et drainages

La surveillance des pansements et des drainages se fait de façon régulière, mais il faut aussi profiter des moments où vous allez voir le patient pour **observer**. Des saignements de pansement peuvent rapidement déglobuliser un patient.

Biologie

Les analyses de laboratoire doivent être récupérées le plus rapidement possible en réanimation. Les anomalies doivent être recherchées en fonction de la pathologie du patient. Les bilans sanguins peuvent être prescrits plusieurs fois par jour.

Des prélèvements bactériologiques divers sont effectués souvent, à la recherche de portes d'entrée lors d'infection ou à l'arrivée en réanimation de façon systématique.

Professionnels intervenant en réanimation

» Médecins

Au sein du service de réanimation, une équipe médicale est présente 24 heures/24, prête à réagir rapidement en cas de défaillance d'un patient. L'équipe est composée de médecins anesthésistes réanimateurs ou de réanimateurs médicaux, d'internes.

» Cadre paramédical de santé

L'équipe d'encadrement est composée d'un ou plusieurs cadres paramédicaux de santé en fonction de la taille du service de réanimation. Ils sont présents le jour et parfois la nuit.

» Infirmier·e·s diplômé·e·s d'État

Ils ou elles bénéficient d'une période d'adaptation à l'emploi de quatre à huit semaines en fonction des services. De plus, ils ou elles participent régulièrement à des formations en intra- ou en extra-hospitalières, afin de développer et/ou de maintenir des compétences dans le domaine de la réanimation.

» Aides-soignant·e·s

Ils ou elles travaillent en binôme avec l'infirmier·e. Au fur et à mesure du temps, ils ou elles développent des compétences en matière d'observation qui vont aider le travail de l'infirmier·e auprès des patients.

» Agents des services hospitaliers

Ils sont présents en permanence la journée dans le service de réanimation, afin de faire la liaison avec les services satellites (laboratoire, pharmacie, biomédical, service technique, cuisine). Ils sont aussi là pour le brancardage des patients en dehors du service, l'aide à la manutention des patients dans le service. Ils participent à l'hygiène des locaux.

» Psychologue

La réanimation est un lieu difficile psychologiquement pour le patient, l'entourage du patient, mais aussi pour les soignants. Le psychologue est un soignant important dans le service de réanimation. Il est présent principalement pour les patients, mais il organise aussi des groupes de parole pour les soignants. Il fait le lien entre le patient et la famille. Il est un soutien dans les épreuves pénibles de l'hospitalisation en réanimation. Les soignants aussi ont besoin d'un soutien psychologique dans les moments difficiles. Là encore, le psychologue fait le lien entre les soignants, les familles et le patient.

» Kinésithérapeute

Le kinésithérapeute est un pilier de la réanimation. Il est à plein temps dans le service. Il va prodiguer des soins aux patients aussi bien dans le domaine de la motricité que dans celui de la respiration.

» Diététicien

L'alimentation du patient en réanimation est quantifiée avec précision. Le diététicien a pour rôle d'équilibrer l'alimentation du patient en fonction de sa pathologie. Il évaluera le nombre et la répartition des calories nécessaires au patient par voie entérale ou orale.

Qualités des soignants en réanimation

La réanimation est un service de pointe où la technicité demandée aux infirmier·e·s est importante. La formation initiale ne prépare pas suffisamment à cette technicité. De plus, la réanimation est un service épuisant physiquement et psychologiquement et rien ne prépare à cela dans la formation initiale ou en formation continue.

» Observation

La capacité d'observation est une des compétences essentielles en réanimation. Elle permet de détecter la moindre anomalie aussi bien technique que physique sur le patient.

Il s'agit de regarder l'ensemble des dispositifs de surveillance présents dans la chambre, afin de dépister une anomalie de fonctionnement ou sur les chiffres affichés et de vérifier les fourchettes des alarmes (adaptées au patient).

L'observation passe aussi par l'examen du patient qui primera toujours sur les chiffres enregistrés par les appareillages.

» Maîtrise de soi

Le calme et la maîtrise de soi vont de pair. Dès que survient une situation difficile, il est important de garder son calme pour pouvoir réagir rapidement et efficacement. Le stress, bien que présent, doit être un moteur à l'efficacité et non un frein.

» Réactivité

L'infirmier·e doit réagir rapidement à la moindre alerte concernant le patient. C'est pour cela que des alarmes sont activées sur tous les appareillages, ce qui permet une surveillance même à distance. Le rôle primordial de l'infirmier·e est de régler les fourchettes haute et basse des alarmes, afin de dépister la moindre défaillance. Ces alarmes sont réglées en fonction de la pathologie du patient. Des fourchettes d'alarme trop étroites entraînent des alertes pour rien ; trop larges elles ne préviennent pas assez tôt.

L'anticipation passe aussi par la préparation de la chambre de réanimation avant l'arrivée du patient. En fonction de sa pathologie supposée ou avérée, il faudra y mettre en place les appareillages dont il aura besoin. L'anticipation, c'est aussi vérifier la check-list de la chambre ainsi que le chariot d'urgence tous les matins.

» Connaissances

Les connaissances des différentes pathologies permettent de connaître les mécanismes, les surveillances, les évolutions et les complications. De même, connaître les normes biologiques permet d'être informé sur l'évolution du patient. Des connaissances pharmacologiques sont aussi demandées, avec l'utilisation d'une gamme variée de médicaments à toxicité importante. Les principaux médicaments utilisés sont les antalgiques, hypnotiques, curares, antibiotiques, anticoagulants, catécholamines, diurétiques, électrolytes, solutés de remplissage et produits sanguins labiles.

» Compétence

Beaucoup de compétences techniques sont requises à l'infirmier·e de réanimation. Le savoir gestuel, la maîtrise de soi, le contrôle de ses émotions, l'écoute, la communication. Malgré ses compétences techniques, l'infirmier·e reste humain·e et doit faire preuve d'empathie pour gérer les patients et leurs histoires malgré la fatigue, l'épuisement physique et/ou psychique.

» Rigueur

La réanimation demande de la rigueur, comme dans l'ensemble des services. Cette rigueur protège le patient et est garante de la qualité et de la sécurité des soins. Seulement, en réanimation, le patient est très fragile et demande une vigilance accrue, notamment dans la préparation des médicaments (catécholamines, antibiotiques à forte dose...).

» Travail en équipe

Le travail en binôme est de mise en réanimation : le couple infirmier·e et aide-soignant·e est fondamental. Au-delà de cela, l'infirmier·e assiste le médecin du service auprès du patient (pose de cathéters centraux, de drainage, intubation, sonde de stimulation, fibroscopie, trachéotomie...). L'équipe soignante doit être solidaire à tout moment et surtout dans les moments difficiles : elle constitue une véritable famille. Le travail en équipe s'opère également avec les autres intervenants : kinésithérapeute, diététicien, psychologue, assistant·e social·e... En réanimation, le travail en équipe se comprend dans un sens large incluant les soignants, le patient et sa famille.

» Écoute et communication

Dans la communication, la phase d'accueil du patient est primordiale. Elle se fait généralement dans l'urgence et dans un contexte de gravité. Il s'agit dans un premier temps d'informer le patient et de le rassurer, de le situer dans l'espace et dans le temps. Une fois le patient installé et stabilisé, l'équipe soignante doit prendre en charge la famille. Le soignant doit souvent réexpliquer à la famille ce que le médecin a dit avec des mots simples. Le soignant doit, avant d'accompagner la famille auprès du patient, lui expliquer son environnement (les appareillages, le bruit), faire la description physique du patient et prévenir des règles d'hygiène à respecter. Dans un second temps, il doit accompagner la famille auprès du patient et rester avec elle afin de répondre aux interrogations et de pallier d'éventuelles défaillances physiques ou émotionnelles. Plus tard, le soignant aura un rôle de soutien, de réconfort et de bienveillance auprès de la famille.

Conclusion

Le stage en réanimation est un stage difficile. Il mobilise tous les savoirs acquis au cours de la formation initiale, mais aussi lors des précédents stages. Il est conseillé de l'effectuer en fin de cursus ou au minimum à partir de la troisième année. Il faut avoir une forte envie d'effectuer ce stage et s'y préparer en amont. Le stage est épuisant psychologiquement et physiquement, il demande des efforts personnels importants. Il peut être décourageant pour le stagiaire de se retrouver dans un environnement où les professionnels sont de haut niveau et où l'on se sent inutile dans un premier temps.

Mais, une fois passé ce cap, le stage en réanimation devient très enrichissant pour les stagiaires. Il permet de savoir où l'on se situe dans la formation et de mesurer le chemin qu'il reste à parcourir pour devenir un « vrai » professionnel de santé.

UE utiles pour le stage de réanimation

L'ensemble des UE ont un intérêt pour le stage de réanimation. C'est le stage par excellence qui fait la synthèse de tous les enseignements.

L'attention sera portée principalement sur :

- les pathologies itératives de la réanimation, qui sont à réviser ;
- la pharmacologie ;
- les différentes fonctions : respiratoire, cardiaque, rénale, cérébrale, endocrinienne, digestive ;
- les surveillances associées.

Situations de soins prévalentes

- Soins d'hygiène et de confort.
- Prélèvements : veineux, capillaire, artériel, urinaire.
- Examen clinique et mesure des paramètres vitaux.
- Pose de perfusion périphérique.
- Surveillance des différents cathéters (centraux, artériels, intrathécals).
- Utilisation de seringue autopulsée.
- Calcul de dose.
- Aspiration bronchique.
- Pose de sonde.
- Pose et surveillance de transfusion.
- Pansement complexe.
- Surveillance pré- et postopératoire.
- Préparation aux divers examens.

Stage au service d'accueil des urgences

Définition

L'urgence médicale est définie comme une situation du vécu humain qui nécessite une intervention médicale immédiate ou rapide sans laquelle le pronostic vital ou fonctionnel pourrait être engagé.

Le terme « urgence » est le nom usuel donné au service d'accueil des urgences (SAU). Le service a pour vocation d'accueillir, de diagnostiquer, de soigner et d'orienter les patients 24 heures sur 24 et 7 jours sur 7.

Législation

- Décret n° 2006-576 du 22 mai 2006 relatif à la médecine d'urgence modifiant les articles R. 6123-1 et suivants du Code de la santé publique (dispositions réglementaires).
- Décret n° 2006-577 du 22 mai 2006 relatif aux conditions techniques de fonctionnement applicables aux structures de médecine d'urgence modifiant les articles D. 6124-1 et suivant du Code de la santé publique.

Généralités sur le service des urgences

Comme pour la réanimation, il y a plusieurs services d'urgence. Ils sont pour la plupart des établissements regroupés en un même lieu géographique. Il s'agit des urgences médicales, traumatologiques, chirurgicales, psychiatriques, pédiatriques, gynécologiques.

La notion d'urgence est difficile à définir. Elle peut être de plusieurs ordres : vitale, fonctionnelle, psychologique, sociale ou ressentie. Le patient a une vision subjective de l'urgence.

Le stage aux urgences est un stage difficile. Il est difficile physiquement, psychologiquement et humainement. Le service des urgences est souvent le reflet de la misère sociale. Si une partie des patients accueillis présente une défaillance vitale, un grand nombre arrive aux urgences parce qu'ils n'ont pas d'autres recours, surtout en milieu urbain.

Le service des urgences se caractérise par des arrivées de patients variables et incontrôlables. Le service peut vite dépasser sa capacité d'accueil, ce qui nécessite le délestage pour garantir la sécurité des patients.

Présentation du service

Le SAU est situé dans l'établissement à proximité du plateau technique (scanner, IRM, réanimation, bloc opératoire...). Ceci afin de raccourcir les circuits et de gagner du temps dans la prise en charge des patients.

Certains services des urgences peuvent être associés au SAMU du secteur.

Le SAU comporte plusieurs zones distinctes.

La première est la zone d'accueil. Elle est réservée à l'accueil administratif du patient, qui peut être fait soit par le patient directement soit par l'accompagnant.

Au-delà de cette zone se trouve l'accueil soignant. Assuré par l'infirmier·e d'accueil et d'orientation (IAO). On y accueille deux types de patients : les patients debout et les patients couchés.

Une fois les patients accueillis administrativement et paramédicalement, ils sont classés en circuit court et en circuit long. Ce tri, fait par l'IAO, revêt une grande importance en termes de décision et de responsabilité. Pour les prises en charge immédiates, l'IAO a la responsabilité de prévenir le médecin le plus rapidement possible.

- **Le circuit court** concerne la traumatologie (hors prise en charge au bloc opératoire) et la « bobologie ». Le terme de bobologie est souvent employé aux urgences.

Il n'est pas péjoratif, mais désigne toutes les urgences ressenties par les patients et pouvant être gérées en dehors du service des urgences. Les délais d'attente peuvent être longs (120 à 240 minutes), mais ils sont vus systématiquement par un médecin.

- **Le circuit long** concerne les pathologies lourdes et nécessitant une prise en charge plus longue. Nous y retrouvons les patients admis au SAUV (salle d'accueil des urgences vitales) avec prise en charge immédiate du médecin, ainsi que les prises en charge rapides en fonction de l'état du patient. Il ne faut pas perdre de vue qu'un patient inscrit dans un circuit long peut se dégrader à tout moment et nécessiter le SAUV.

Plusieurs salles constituent le service : la salle des médecins, une salle d'accueil des familles à proximité de l'accueil des IAO, la salle d'accueil des urgences vitales (SAUV) appelée aussi salle de déchoquage.

Plusieurs salles d'examens, une salle de radiologie avec sa salle d'attente, la salle de suture, la salle de plâtre et enfin la salle de sortie ou de transit (patient en attente de place d'hospitalisation ou d'examen).

Les patients demandant un peu plus de surveillance avant l'orientation sont admis en UHCD (unité d'hospitalisation de courte durée) pour une durée maximum de 48 heures.

Une salle destinée à l'accueil des urgences sociales et aux pandémies est localisée aux environs de l'entrée du service des urgences.

Type de patients admis aux urgences

Les patients accueillis aux urgences sont adressés par :

- le SMUR ;
- les pompiers ;
- les médecins de ville ;
- de leur propre initiative.

Pathologies cardiovasculaires

- Arrêt cardiaque.
- Douleur thoracique.
- Syndrome coronarien aigu.
- Insuffisance cardiaque aiguë.
- État de choc.
- Œdème aigu pulmonaire.
- Accident vasculaire cérébral.
- Complications de l'hypertension artérielle.
- Éclampsie.
- Phlébite.
- Troubles du rythme cardiaque...

Pathologies infectieuses graves

- Pneumopathie.
- Méningite.
- Infection urinaire.
- Infection abdominale.
- Septicémie ou choc septique.

Pathologies respiratoires aiguës

- Bronchopneumopathie chronique obstructive (BPCO).
- Syndrome de détresse respiratoire aiguë (SDRA).
- Asthme grave.
- Embolie pulmonaire.

Pathologies neurologiques

- Hémorragie cérébrale.
- Accident vasculaire cérébral ischémique.
- Traumatisme crânien.
- Céphalée.
- Perte de connaissance.
- Paralysie.
- Convulsion.
- Intoxication médicamenteuse.

Pathologies traumatologiques

- Contusion.
- Entorse.
- Plaie.
- Luxation.
- Fracture.

Pathologies psychiatriques

- Agitation.
- Agressivité.
- Confusion.
- Délire.
- Décompensation de pathologie psychiatrique.
- Autolyse (tentative de suicide).

Autres pathologies rencontrées aux urgences

- Altération de l'état général.
- Appendicite.
- Brûlure.
- Plaie.
- Épistaxis.
- Insuffisance rénale.
- Coma hypoglycémique.
- Hémorragies massives.
- Polytraumatisés.
- Intoxications.
- Nausée.
- Vomissement.
- Pathologie sociale (précarité, placement...).

La particularité du service des urgences est qu'il n'y a pas de particularités ! Toutes les pathologies et tous les symptômes possibles peuvent se présenter à l'accueil du service. Le rythme des patients peut être soutenu. Les périodes de calme ne présagent pas d'une agitation et d'un afflux de patients soudain. La vigilance constante est de rigueur.

Surveillances

Les surveillances sont les mêmes que pour le service de réanimation.

Il est demandé à l'IAO de prendre les constantes, un recueil de données permettant de faire un tri et de donner au patient un temps d'attente approximatif en fonction de la gravité de ses symptômes, de l'affluence des patients et de l'arrivée des urgences vitales prioritaires. D'où l'importance de l'IAO, qui doit avoir un bon sens de l'accueil et de la communication. Elle doit gérer les patients et les accompagnants, calmer les angoisses, gérer les impatiences, tout en gardant un regard professionnel. Par dessus tout, l'IAO doit vérifier les coordonnées du patient et d'une personne à prévenir en cas de problème.

Professionnels intervenant aux urgences

Le service des urgences fait intervenir l'ensemble des spécialités médicales de l'établissement, en fonction de la pathologie du patient.

Qualités des soignants aux urgences

Les qualités d'un·e infirmier·e aux urgences sont les mêmes que pour la réanimation. Par dessus tout, l'infirmier·e des urgences doit être polyvalent·e. Il ou elle exercera sur plusieurs secteurs : IAO, SAUV, UHCD et sur plusieurs types de soins.

L'infirmier·e doit faire preuve de calme, d'écoute et de compréhension face aux patients et aux familles très demandeuses. Il ou elle doit évaluer de façon rapide et efficace toutes les situations se présentant à lui ou elle et il ou elle doit être aussi capable de réagir face à un plan blanc, un NRBC (risque nucléaire, radiologique, biologique et chimique) ou une pandémie.

L'infirmier·e des urgences doit en outre savoir gérer l'agressivité qui règne parfois dans le service. Cette agressivité est souvent due à l'impatience et aux délais d'attente qui augmentent. Le relationnel est primordial, avec un sens de la communication empreint d'empathie et de bienveillance vis-à-vis des patients et des accompagnants.

Conclusion

Le stage aux urgences et en réanimation est un stage difficile. Il est conseillé à partir de la troisième année d'étude. Il demande la maîtrise des protocoles, des soins, des surveillances et du relationnel. Des fiches réflexes sont souvent mises à la disposition des soignants pour les différentes prises en charge. Il est conseillé de les feuilleter en début de stage, afin de les maîtriser.

UE utiles pour le stage de réanimation

Toute comme en réanimation, l'ensemble des UE ont un intérêt pour le stage de réanimation : c'est également un stage qui fait la synthèse de tous les enseignements.

L'attention sera portée principalement sur :

» les différentes fonctions : respiratoire, cardiaque, rénale, cérébrale, endocrinienne, digestive ;

» les surveillances associées.

Situations de soins prévalentes

La pharmacologie

- » Prélèvements : veineux, capillaire, artériel, urinaire.
- » Examen clinique et mesure des paramètres vitaux.
- » Pose de perfusion périphérique.
- » Surveillance des différents cathéters.
- » Utilisation de seringue autopulsée.
- » Calcul de dose.
- » Aspiration bronchique.
- » Pose de sonde.
- » Pose et surveillance de transfusion.
- » Pansement complexe.
- » Préparation aux divers examens.
- » Électrocardiogramme.

PARTIE

2

Compétences infirmières

Brûlures

Compétence 1. Évaluer une situation clinique et établir un diagnostic dans le domaine infirmier

- Accueillir le patient et l'installer dans sa chambre.
- Expliquer les conditions d'hospitalisation, le fonctionnement du service (horaires des visites, organisation des tours infirmiers et des équipes infirmières).
- Recueillir les informations suivantes : adresse, personne de confiance.
- Préciser les points clés de l'histoire : type de brûlure (électrique, thermique, chimique...).
- Évaluation de la surface cutanée atteinte (règle des « 9 » de Wallace).
- Rechercher des complications immédiates (hémodynamiques, respiratoires, ischémiques...).

Compétence 2. Concevoir et conduire un projet de soins infirmiers

- Planifier et hiérarchiser les soins selon les règles propres au service : procédures, sécurité, traçabilité.
- Le rôle de l'équipe infirmière est fondamental.
- Répartir les tâches avec les aides-soignant·e·s.
- Les soins majeurs ici sont :
  - d'une part, les soins de réanimation (traitement des perturbations hydroélectriques, prévention du choc hypovolémique, hypernutrition, prévention et traitement des infections antalgiques, anxiolytiques) ;
  - d'autre part, les soins locaux comprenant l'ensemble des soins visant à la détersion, au bourgeonnement et la greffe de peau.
- La prescription des bilans doit toujours être justifiée compte tenu de l'accès veineux souvent difficile chez ces patients.

- Les mesures générales, notamment de nursing, ont une place particulièrement importante chez ces patients.

Compétence 3. Accompagner une personne dans la réalisation des soins quotidiens

- Expliquer l'ensemble des soins au patient.
- Rassurer le patient sur son état.
- Vérifier l'adéquation avec les coprescriptions médicales.

Compétence 4. Mettre en œuvre des actions à visée diagnostique et thérapeutique

- Le traitement débute sur les lieux mêmes de l'accident et pendant le transport. Le but est double : assurer une couverture cutanée et débuter les mesures de réanimation.
- Dans tous les cas : prophylaxie antitétanique systématique.
- Administrer les traitements prescrits en vérifiant leur tolérance.
- Il faut, au quotidien, vérifier l'amélioration clinique des brûlures, évaluer en permanence la douleur du patient et notamment avant la réalisation des soins ; certains sont même réalisés sous anesthésie générale.

Compétence 5. Initier et mettre en œuvre des soins éducatifs et préventifs

- L'accent devra être mis sur la prévention :
  - des complications de décubitus ;
  - de la dénutrition.
- La prise en charge des brûlés est souvent longue et compliquée et ne peut donc s'envisager que dans le cadre d'une bonne relation patient-équipe soignante.

La prise en charge psychologique est une dimension importante de cette prise en charge.

Compétence 6. Communiquer et conduire une relation dans un contexte de soins

- Adapter sa communication en fonction de l'état clinique du patient (notamment respiratoire).
- Identifier les angoisses relatives à la situation.

Choc anaphylactique

Compétence 1. Évaluer une situation clinique et établir un diagnostic dans le domaine infirmier

- Accueillir le patient et l'installer dans sa chambre.
- Expliquer les conditions d'hospitalisation, le fonctionnement du service (horaires des visites, organisation des tours infirmiers et des équipes infirmières).
- Recueillir les informations suivantes : adresse, personne de confiance.
- Préciser les points clés de l'histoire : interrogatoire ciblé, véritable « enquête policière » menée par l'équipe médicale avec l'aide des paramédicaux à la recherche d'une exposition à un élément pouvant être l'agent allergène (prise médicamenteuse, horaire, dose, contact avec un animal, piqûre d'insecte, ingestion d'un aliment potentiellement responsable...).
- Rechercher des signes de choc (hypotension, tachycardie, marbrures, troubles neurologiques...), nécessitant une prise en charge médicale immédiate.

Compétence 2. Concevoir et conduire un projet de soins infirmiers

- Planifier et hiérarchiser les soins selon les règles propres au service : procédures, sécurité, traçabilité.
- Répartir les tâches avec les aides-soignant·e·s.
- Les soins majeurs ici sont :
  - l'arrêt du contact avec l'allergène ;
  - la pose des voies veineuses ;
  - l'injection de l'adrénaline selon les prescriptions médicales ;
  - la réalisation du bilan biologique dont les gaz du sang artériel.

Compétence 3. Accompagner une personne dans la réalisation des soins quotidiens

- Expliquer l'intérêt de l'adrénaline, rassurer le patient en cas d'anxiété à la mise en route de celle-ci.
- Rassurer le patient sur son état.
- Vérifier l'adéquation avec les coprescriptions médicales.
- Vérifier la disparition des signes de choc, la bonne tolérance du traitement, l'absence de nouveau contact avec l'allergène (si celui-ci est identifié).

Compétence 4. Mettre en œuvre des actions à visée diagnostique et thérapeutique

- Poser une voie veineuse dès l'arrivée du patient.
- Scoper le patient.
- Administrer les traitements prescrits en vérifiant leur tolérance.
- Vérifier l'amélioration clinique (amélioration rapide des signes de choc une fois le traitement commencé).
- En cas d'aggravation, prévenir immédiatement le médecin.

Compétence 5. Initier et mettre en œuvre des soins éducatifs et préventifs

- Réexpliquer au patient la maladie, l'importance de l'éviction complète de l'allergène.
- Vérifier que le patient est bien porteur d'une carte expliquant l'allergie et identifiant l'allergène.
- Revoir avec le patient la liste des produits contenant l'allergène.
- Expliquer la conduite à tenir en cas de récidive (au patient, aux proches) : injection d'adrénaline, appel du 15.

- Vérifier avec le patient l'utilisation de la trousse d'urgence contenant de l'adrénaline :
  - kit prêt à l'emploi contenant de l'adrénaline (explication de l'injection) ;
  - toujours avoir le kit sur soi (et pas dans le réfrigérateur), voire plusieurs kits ;
  - craint la lumière et la chaleur (vire au brun rose, mais ne devient pas toxique).

Compétence 6. Communiquer et conduire une relation dans un contexte de soins

- Adapter sa communication en fonction de l'état clinique du patient (notamment respiratoire et neurologique).
- Identifier les angoisses relatives à la situation.

Coma

Compétence 1. Évaluer une situation clinique et établir un diagnostic dans le domaine infirmier

- Accueillir le patient et l'installer dans sa chambre.
- Expliquer à la famille les conditions d'hospitalisation, le fonctionnement du service (horaires des visites, organisation des tours infirmiers et des équipes infirmières).
- Recueillir les informations suivantes : adresse, personne de confiance.
- Préciser les points clés de l'histoire : l'interrogatoire de l'entourage est fondamental pour trouver la cause du coma (intoxication, traumatisme, métabolique, infection...), en fonction du contexte, des antécédents et des traitements du patient.
- Évaluation de l'importance de l'altération de la conscience (score de Glasgow, par exemple).

Compétence 2. Concevoir et conduire un projet de soins infirmiers

- Planifier et hiérarchiser les soins selon les règles propres au service : procédures, sécurité, traçabilité.
- Répartir les tâches avec les aides-soignant·e·s.
- Le traitement sera symptomatique (contrôle des fonctions vitales, prévention des complications de décubitus) et étiologique.
- Les soins majeurs ici sont :
  - la mise en condition du patient ;
  - la pose des voies veineuses ;
  - la libération des voies aériennes ;
  - la réalisation du bilan biologique dont les gaz du sang artériel.

Compétence 3. Accompagner une personne dans la réalisation des soins quotidiens

- Vérifier l'adéquation avec les coprescriptions médicales.
- Vérifier la bonne tolérance du traitement.

Compétence 4. Mettre en œuvre des actions à visée diagnostique et thérapeutique

- Poser une voie veineuse dès l'arrivée du patient.
- Scoper le patient.
- Administrer les traitements prescrits en vérifiant leur tolérance.
- Assurer la liberté des voies aériennes et une oxygénation adaptée aux besoins (intubation souvent nécessaire).

Compétence 5. Initier et mettre en œuvre des soins éducatifs et préventifs

- L'accent doit être mis sur la prévention des complications de décubitus.

Compétence 6. Communiquer et conduire une relation dans un contexte de soins

- Adapter sa communication en fonction de l'état clinique du patient (notamment respiratoire et neurologique).
- Identifier les angoisses relatives à la situation.

Détresse respiratoire aiguë

Compétence 1. Évaluer une situation clinique et établir un diagnostic dans le domaine infirmier

- Accueillir le patient et l'installer dans sa chambre.
- Expliquer les conditions d'hospitalisation, le fonctionnement du service (horaires des visites, organisation des tours infirmiers et des équipes infirmières).
- Recueillir les informations suivantes : adresse, personne de confiance.
- Préciser les points clés de l'histoire : interrogatoire ciblé, antécédents de maladie respiratoire (BPCO, asthme, dilatation des bronches...), allergies, consommation de tabac, traitements habituels.
- Rechercher des signes de gravité : polypnée, tirage, désaturation, sueur, troubles de la conscience.

Compétence 2. Concevoir et conduire un projet de soins infirmiers

- Planifier et hiérarchiser les soins selon les règles propres au service : procédures, sécurité, traçabilité.
- Répartir les tâches avec les aides-soignant·e·s.
- Les soins dépendent de l'étiologie. Dans tous les cas :
  - pose des voies veineuses ;
  - patient en position semi-assise, à jeun ;
  - oxygénothérapie adaptée aux besoins (attention au débit d'oxygène chez les patients insuffisants respiratoires chroniques) ;
  - réalisation du bilan biologique dont les gaz du sang artériel.

Compétence 3. Accompagner une personne dans la réalisation des soins quotidiens

- Rassurer le patient sur son état.

- Expliquer les différents types de soins : VNI, inhalation, etc. (en fonction de l'étiologie).
- Vérifier l'adéquation avec les coprescriptions médicales.
- Vérifier la bonne tolérance de la ventilation.

Compétence 4. Mettre en œuvre des actions à visée diagnostique et thérapeutique

- Poser une voie veineuse dès l'arrivée du patient.
- Scoper le patient.
- Administrer les traitements prescrits en vérifiant leur tolérance.
- Vérifier le débit d'oxygène et son adaptation aux objectifs de saturation.
- Vérifier l'amélioration clinique (amélioration rapide des signes de détresse respiratoire).
- En cas d'aggravation, prévenir immédiatement le médecin.

Compétence 5. Initier et mettre en œuvre des soins éducatifs et préventifs

- Réexpliquer au patient l'épisode aigu et éventuellement la maladie de fond sous-jacente.
- En cas de tabagisme : expliquer l'importance de l'arrêt du tabagisme, prodiguer des conseils pour le sevrage, proposer l'aide d'un tabacologue si besoin.
- Apprendre au patient à reconnaître les signes annonciateurs de décompensation.

Compétence 6. Communiquer et conduire une relation dans un contexte de soins

- Adapter sa communication en fonction de l'état clinique du patient (notamment respiratoire et neurologique).
- Identifier les angoisses relatives à la situation.

Intoxication au monoxyde de carbone (CO)

Compétence 1. Évaluer une situation clinique et établir un diagnostic dans le domaine infirmier

- Accueillir le patient et l'installer dans sa chambre.
- Expliquer les conditions d'hospitalisation, le fonctionnement du service (horaires des visites, organisation des tours infirmiers et des équipes infirmières).
- Recueillir les informations suivantes : adresse, personne de confiance.
- Préciser les points clés de l'histoire : interrogatoire ciblé, véritable « enquête policière » menée par l'équipe médicale avec l'aide des paramédicaux à la recherche de la source potentielle de CO.
- Rechercher des signes de gravité (femme enceinte, enfant, intoxication prolongée, signes neurologiques).

Compétence 2. Concevoir et conduire un projet de soins infirmiers

- Planifier et hiérarchiser les soins selon les règles propres au service : procédures, sécurité, traçabilité.
- Répartir les tâches avec les aides-soignant·e·s.
- Les soins majeurs ici sont :
  - le retrait du patient de l'atmosphère contaminée ;
  - la mise en place d'une voie veineuse ;
  - la mise en route d'une oxygénothérapie adaptée au besoin ;
  - la réalisation du bilan biologique, notamment les gaz du sang artériel.

Compétence 3. Accompagner une personne dans la réalisation des soins quotidiens

- Rassurer le patient sur son état.
- Vérifier l'adéquation entre les coprescriptions médicales.
- Expliquer au patient le but de l'oxygénothérapie et les modalités de celle-ci. En cas de nécessité de caisson hyperbare, expliquer au patient, le rassurer par rapport à cet examen qui est angoissant.
- Vérifier l'amélioration clinique, la bonne tolérance du traitement.

Compétence 4. Mettre en œuvre des actions à visée diagnostique et thérapeutique

- Poser une voie veineuse dès l'arrivée du patient.
- Scoper le patient.
- Débuter au plus vite une oxygénothérapie adaptée aux besoins (oxygène au masque, voire intubation en cas de troubles neurologiques).
- Administrer les traitements prescrits en vérifiant leur tolérance.
- Vérifier l'amélioration clinique (amélioration rapide des signes de choc une fois le traitement commencé).
- En cas d'aggravation, prévenir immédiatement le médecin.

Compétence 5. Initier et mettre en œuvre des soins éducatifs et préventifs

- Réexpliquer au patient le principe de l'intoxication au CO, l'importance de l'éviction complète des sources potentielles.
- Détailler les premiers signes cliniques devant faire suspecter une intoxication au CO.
- Expliquer la conduite à tenir en cas de récidive : au patient, aux proches.

- Communiquer et conduire une relation dans un contexte de soins.
- Adapter sa communication en fonction de l'état clinique du patient (notamment respiratoire et neurologique).
- Identifier les angoisses relatives à la situation.
- Évaluer les acquis quant à la connaissance des sources potentielles de CO et la conduite à tenir.

Intoxication médicamenteuse

Compétence 1. Évaluer une situation clinique et établir un diagnostic dans le domaine infirmier

- Accueillir le patient et l'installer dans sa chambre.
- Expliquer les conditions d'hospitalisation, le fonctionnement du service (horaires des visites, organisation des tours infirmiers et des équipes infirmières).
- Recueillir les informations suivantes : adresse, personne de confiance.
- Préciser les points clés de l'histoire : interrogatoire ciblé, véritable « enquête policière » menée par l'équipe médicale avec l'aide des paramédicaux auprès du patient et/ou de son entourage à la recherche d'une poly-intoxication (importance de connaître les différents produits et les doses ingérées).
- Rechercher des signes de choc (hypotension artérielle, tachycardie, marbrures...), évaluer l'état neurologique du patient, les signes de gravité spécifiques à chaque type de médicament ingéré.

Compétence 2. Concevoir et conduire un projet de soins infirmiers

- Planifier et hiérarchiser les soins selon les règles propres au service : procédures, sécurité, traçabilité.
- Répartir les tâches avec les aides-soignant·e·s.
- Les soins majeurs ici sont :
  - la pose des voies veineuses ;
  - la libération des voies aériennes ;
  - la réalisation de l'épuration des toxiques ; selon le type d'intoxication :
    - lavage gastrique ;
    - ou charbon activé ;
    - ou injection d'un antidote ;
  - la réalisation du bilan biologique selon les prescriptions.

Compétence 3. Accompagner une personne dans la réalisation des soins quotidiens

- Rassurer le patient sur son état.
- Vérifier l'adéquation avec les co-prescriptions médicales.
- Déceler les signes d'angoisse ou de dépression, ainsi que les idées suicidaires et, le cas échéant, prévoir une prise en charge psychologique en fonction du contexte de l'intoxication.

Compétence 4. Mettre en œuvre des actions à visée diagnostique et thérapeutique

- Poser une voie veineuse dès l'arrivée du patient.
- Scoper le patient.
- Maintenir le patient à jeun.
- Administrer les traitements prescrits en vérifiant leur tolérance.
- Vérifier l'amélioration clinique et notamment l'absence d'aggravation neurologique qui pourrait nécessiter une intubation.
- En cas d'aggravation, prévenir immédiatement le médecin.

Compétence 5. Initier et mettre en œuvre des soins éducatifs et préventifs

- Réexpliquer au patient le risque vital lié à l'intoxication.
- Importance de la prise en charge du problème de fond ayant motivé l'intoxication.

Compétence 6. Communiquer et conduire une relation dans un contexte de soins

- Adapter sa communication en fonction de l'état clinique du patient (notamment respiratoire et neurologique).

- Identifier les angoisses relatives à la situation.
- Prévenir l'équipe de psychiatrie pour assurer une meilleure prise en charge dès que l'état clinique du patient le permet.

PARTIE

3

Prérequis

Équilibre hydro-électrolytique

L'eau

L'eau est le principal composant de l'organisme : elle représente 50 % à 75 % du poids corporel.

La teneur en eau de l'organisme est plus importante chez le nourrisson (70 % à 75 %) que chez l'adulte, plus importante chez le jeune que chez la personne âgée.

L'eau est répartie en deux compartiments séparés par la membrane cellulaire :

- le secteur cellulaire : 60 % de l'eau totale ;
- le secteur extracellulaire : 40 % de l'eau totale. Le secteur extracellulaire est lui-même divisé en deux compartiments :
  - le secteur vasculaire représente un tiers du secteur extracellulaire, soit environ 10 % de l'eau totale ;
  - le secteur interstitiel représente deux tiers du secteur extracellulaire, soit environ 30 % de l'eau totale.

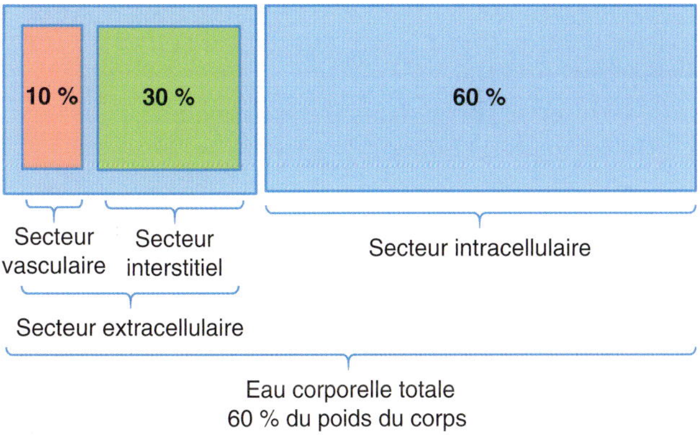

FIGURE 1. Répartition de l'eau dans l'organisme.

Source : CEMIR. Médecine intensive - réanimation, urgences et défaillances viscérales aiguës. 7e édition. Elsevier-Masson © 2021.

» Bilan des entrées/sorties

Entrées

- Apports endogènes (métabolisme des lipides, glucides, protides) : 250 à 500 mL par jour.
- Apports exogènes (eau de boisson et eau des aliments) : 1 à 3 litres par jour.

Sorties

- Extrarénales (pertes cutanées et respiratoires) : environ 500 mL par jour.
- Rénales (urines) : seules sorties régulées pour maintenir le bilan entrée/sortie nul.

» Régulation des entrées/sorties

- Régulation des entrées : assurée par la sensation de soif.
- Régulation des sorties urinaires par le biais de l'hormone antidiurétique (ADH) qui diminue la diurèse en provoquant la réabsorption de l'eau.

Le sodium

Le sodium (Na^+) est le principal cation du secteur extracellulaire, où sa concentration est comprise entre 138 et 142 mmol/L.

Le sodium de l'organisme se répartit ainsi :

- sodium extracellulaire : 60 % ;
- sodium intracellulaire : 5 % ;
- sodium osseux : 35 % (ne participe pas aux échanges).

La régulation du bilan du sodium se fait par l'intermédiaire de l'aldostérone, hormone permettant de réabsorber le sodium et de favoriser l'excrétion urinaire de potassium et d'ions H^+. Le facteur atrial natriurétique (FAN) a une action inverse en inhibant la réabsorption rénale du sodium.

Équilibre acido-basique

Définition

Le pH représente la concentration en ions H^+ d'une solution.

Selon sa concentration en ions H^+, on peut dire d'une solution qu'elle est acide, basique ou neutre :

- solution acide : pH entre 0 et 7 ;
- solution basique : pH entre 7 et 14 ;
- solution neutre : pH = 7.

Le pH de l'organisme est légèrement alcalin, avec une valeur qui est maintenue en permanence entre 7,38 et 7,42.

Une substance est dite acide lorsqu'elle est capable de délivrer des ions H^+. On parle d'acide fort lorsque cette substance libère la totalité de ses ions H^+, sinon on parle d'acide faible.

De même, une substance est dite basique lorsqu'elle est capable de capter des ions H^+. On parle de base forte lorsque cette substance est capable de se saturer en ions H^+, sinon on parle de base faible.

À l'état stable, la régulation de l'équilibre acide-base implique un équilibre entre :

- la quantité de substance acide ou alcaline qui entre (ou qui est formée) ;
- la quantité de substance acide ou alcaline qui est éliminée par l'organisme.

Schématiquement, l'équilibre acido-basique peut être décrit par l'équation suivante, où le pH est fonction de la concentration en bicarbonate et de la pCO_2 :

$$pH = \alpha \left[HCO_3^- \right] \div pCO_2.$$

- $[HCO_3^-]$ est la concentration du sang en bicarbonate : normale entre 23 et 25 mmol/L.

- pCO_2 est la pression partielle du sang artériel en CO_2 : normale entre 38 et 42 mmHg.

Physiologie

Le métabolisme de l'organisme ainsi que les apports alimentaires fournissent en permanence des ions H^+.

» Maintien du pH stable

Pour maintenir le pH stable entre 7,38 et 7,42, l'organisme doit éliminer ces ions H^+. Cette régulation est assurée grâce à deux systèmes :

- les systèmes dits « tampons » (cf. ci-après) ;
- l'excrétion des ions H^+ assurée par deux organes : le rein et le poumon.

» Atténuation du pH

Pour atténuer les variations de pH, l'organisme utilise un système appelé « système tampon » qui est constitué d'un acide faible (aH) et de sa base conjuguée (a^-).

Ce système permet, de manière rapide, de capter ou de libérer des ions H^+ pour « tamponner », c'est-à-dire atténuer les variations du pH selon l'équation suivante :

$$a^- + H^+ \Leftrightarrow aH$$

Le système tampon le plus important est le système bicarbonate/acide carbonique où le bicarbonate (HCO_3^-) est la base faible et l'acide carbonique (H_2CO_3) est l'acide faible, l'acide carbonique étant converti en CO_2 et eau :

$$HCO_3^- + H^+ \Leftrightarrow H_2CO_3 \Leftrightarrow CO_2 + H_2O$$

NB : Dans cette équation, la régulation du bicarbonate est réalisée au niveau du rein et celle du CO_2 au niveau du poumon.

» Régulation du pH par le rein et le poumon

Régulation respiratoire du pH

Le CO_2 est éliminé au niveau pulmonaire.

- L'hyperventilation entraîne une diminution de la pression partielle en CO_2 : le pH devient basique (ou alcalin).
- L'hypoventilation entraîne une augmentation de la pression partielle en CO_2 : le pH devient acide.

Régulation rénale du pH

Le rein a la capacité d'éliminer les ions H^+ et d'éliminer ou de réabsorber les ions bicarbonates (HCO_3^-).

La mise en route du système de régulation est immédiate au niveau pulmonaire ; elle prend quelques jours à se mettre en place au niveau du rein.

PARTIE

4

Pathologies

1 Arrêt cardiorespiratoire

Définition

L'arrêt cardiorespiratoire (ACR) se définit comme l'interruption brutale de la circulation et de la ventilation, il constitue une **urgence absolue**. Bien que survenant régulièrement dans les hôpitaux, la plupart des arrêts cardiorespiratoires sont extra-hospitaliers. Trois à cinq minutes d'arrêt circulatoire suffisent à provoquer des lésions cérébrales irréversibles. La précocité de sa reconnaissance et le déclenchement de la chaîne de survie sont les garants essentiels du pronostic. Tout doit être fait pour optimiser l'enchaînement des secours.

Étiologies

Le plus souvent, l'arrêt cardiaque est secondaire à un trouble du rythme ventriculaire (tachycardie ventriculaire, fibrillation ventriculaire).

Plus rarement, il peut s'agir d'une asystolie, d'une bradycardie extrême, d'une dissociation électromécanique.

Les causes de ces troubles sont nombreuses : elles peuvent être cardiaques (infarctus, cardiopathie dilatée, cardiopathie hypertrophique, etc.), pulmonaires (pneumothorax, embolie pulmonaire, etc.), métaboliques (hypo- ou hyperkaliémie), toxiques (médicamenteuses).

Diagnostic

» Reconnaître un arrêt cardiorespiratoire

- Perte de connaissance complète et brutale.
- Avec une absence de mouvement ventilatoire pendant 10 secondes ou une ventilation anormale (*gasp*).

Il n'est plus recommandé de rechercher un pouls fémoral ou une mydriase pour porter le diagnostic, afin de ne pas retarder les manœuvres de réanimation !

» Définir le type d'arrêt cardiaque

Il faut poser les palettes du défibrillateur pour obtenir un tracé :

- FV ou TV ;
- asystolie ;
- rythme sans pouls (dissociation électromécanique).

Conduite à tenir

- **Alerter :**
  - **l'équipe et le réanimateur** en cas d'ACR intra-hospitalier ;
  - **le SAMU** en cas d'ACR extra-hospitalier.
- **Penser à évoquer et à traiter une éventuelle cause curable** : hypoxémie, hypovolémie, pneumothorax sous tension, tamponnade, hypothermie, hyperkaliémie, acidose, embolie pulmonaire massive, infarctus du myocarde massif, intoxication médicamenteuse (tricycliques, inhibiteur calcique, bêtabloquant, digitaliques), etc.

» Réanimation cardiopulmonaire de base : urgence absolue

Conditionnement du patient

- Mettre le patient à plat sur le lit sur un plan dur.
- Déshabiller le patient.
- Malade scopé.
- Pose d'une voie d'abord de bon calibre en parallèle de la réanimation cardio-pulmonaire (puis d'une seconde voie dès que possible).

Chronologie de la prise en charge (figure 1.1)

1. Noter l'heure de l'arrêt cardiaque.

2. Libération des voies aériennes supérieures :

- s'assurer visuellement et manuellement de la liberté des voies aériennes supérieures (par exemple, ablation des prothèses dentaires) ;
- canule de Guedel en place.

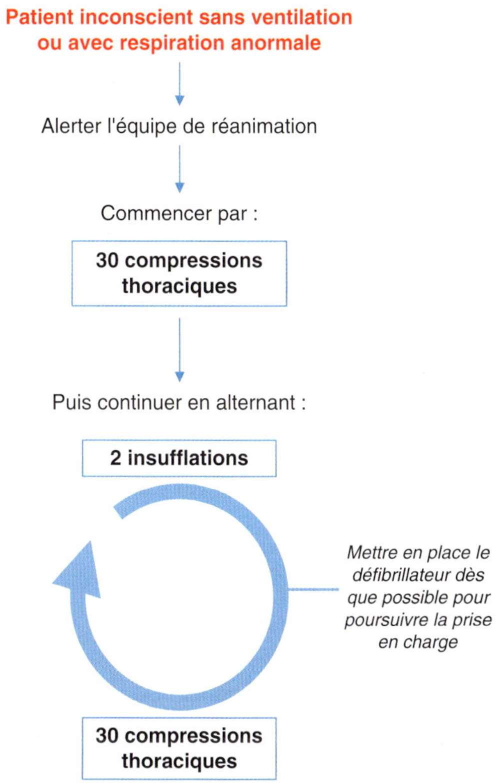

FIGURE 1.1. Prise en charge initiale de l'arrêt cardiaque (recommandations européennes 2021).

3. Alternance du massage cardiaque externe (cf. Fiche 34) et de la ventilation avec un insufflateur manuel (ballon autoremplisseur à valve unidirectionnelle) et masque.

- La réanimation commence par 30 compressions thoraciques dès le diagnostic posé.
- Puis :
  - ventilation avec l'insufflateur manuel :
    - 10 à 12 insufflations/min ;
    - O_2 pur 12 à 15 litres/min (FiO_2 100 %) ;
    - insufflation lente (1,5 à 2 secondes) ;
    - expiration complète (3 à 4 secondes) ;
  - massage cardiaque externe :
    - 30 compressions pour 2 insufflations ;
    - 100 compressions/min (penser à la chanson *Staying Alive* des Bee Gees pour le rythme des compressions).

4. Se mettre en condition pour un choc électrique externe (CEE) dès que possible.

La précocité de la défibrillation dans la FV et la TV conditionne le pronostic.

Traitement spécifique

Rappel : il s'agit d'une **urgence vitale**.

» En cas de FV ou de TV

- CEE à 150 puis 200 joules pour les défibrillateurs biphasiques ; à 360 joules d'emblée pour les défibrillateurs monophasiques.
- Si échec de deux CEE :
  - adrénaline 1 mg IVD ou, si échec de la pose de la voie périphérique, adrénaline par voie

intratrachéale : 1 mg/10 mL ; à renouveler si besoin toutes les 3 à 5 minutes ;
- intubation orotrachéale par le réanimateur ;
- poursuite de la réanimation et des CEE.

» En cas de dissociation électromécanique

- Adrénaline IVD 1 mg renouvelable toutes les 3 minutes.
- Bicarbonate 8,4 % 0,5 à 1 mmol/kg si hyperkaliémie préexistante.
- Intubation si besoin.

» En cas d'asystolie

- Adrénaline 1 mg IVD renouvelable toutes les minutes.
- Discuter bicarbonate 0,5 à 1 mmol/kg si acidose préexistante ou si ACR > 15 minutes.
- Intubation si besoin.

Conduite à tenir IDE

En urgence.

Être capable de porter le diagnostic

COMPÉTENCE 1

Être capable de prévenir et de démarrer la réanimation

COMPÉTENCES 2 ET 4

Conditionnement du patient

COMPÉTENCE 2

» Mettre le patient à plat sur le lit sur un plan dur.

» Déshabiller le patient.

» Malade scopé.

» Pose d'une voie d'abord de bon calibre en parallèle de la réanimation cardio-pulmonaire (puis d'une seconde voie dès que possible).

Desceller chariot d'urgence

COMPÉTENCE 4

Défibrillation avec défibrillateur semi-automatique (DSA) ou défibrillateur manuel

COMPÉTENCE 4

» Préparation du défibrillateur semi-automatique :
- appliquer les électrodes sur la poitrine nue du patient, l'une en position sous-clavière droite, l'autre en position sous-axillaire gauche ;
- suivre les instructions de l'appareil : ne pas toucher le patient pendant l'analyse du tracé, choquer si l'appareil le propose, s'éloigner du patient si le choc est délivré.

» Préparation du défibrillateur manuel :
- sélectionner l'énergie souhaitée (200, 300 ou 360 joules) ;
- mettre en place les électrodes : l'une en position sous-clavière droite, l'autre en position sous-axillaire gauche ;
- charger (panneau avant ou palette) ;
- isoler les personnels à distance du patient.

Arrêt respiratoire

COMPÉTENCE 4

» BAVU relié à l'O_2 à 12 litres/min (valve vérifiée, sans filtre).

» Canule de Guedel.

» Préparer le matériel d'intubation (cf. Fiche 33).

» Préparer le respirateur.

» Préparer le système d'aspiration.

Préparation anticipée des drogues

COMPÉTENCE 4

» Indiquer les dilutions pour chaque drogue.

» Préparation de l'adrénaline (10 mg dans 10 mL de sérum physiologique : 1 mg/mL).

- Préparation de la Cordarone® en IVD : ampoule de 150 mg = 3 mL → 2 ampoules dans une seringue de 10 mL (rincer la tubulure et ne pas mélanger avec d'autres produits).
- Préparation du bicarbonate : bicarbonate molaire 8,4 %, flacon de 250 mL, soit 1 mL = 1 mmol (purger la tubulure et ne pas mélanger à d'autres produits).

ACR

Définition

Arrêt cardiorespiratoire : Interruption brutale de la circulation et de la ventilation.

→ **Urgence absolue.**

Diagnostic

Reconnaître un arrêt ACR :

- Perte de connaissance complète et brutale.
- Absence de mouvement ventilatoire pendant 10 secondes.
- Pas de pouls fémoral (*optionnel*).
- Mydriase bilatérale (*optionnel*).

Traitements

Traitement spécifique :

- Il s'agit d'une **urgence vitale**.
- Entreprendre la **réanimation cardiopulmonaire**.

En cas de FV ou de TV :

- CEE.
- Si échec de deuxCEE :
  - Adrénaline.
  - Intubation orotrachéale.
  - Poursuite de la réanimation et des CEE.

En cas de dissociation électromécanique :

- Adrénaline.
- Intubation si besoin.

En cas d'asystolie :

- Adrénaline.
- Intubation si besoin.

2 Choc cardiogénique

Définition et physiologie

État de choc lié à la perfusion insuffisante des tissus secondaire à une défaillance de la pompe cardiaque qui est alors incapable d'assurer un débit systémique suffisant.

Physiopathologie et mécanismes d'adaptation

La survenue de l'état de choc cardiogénique est le plus souvent liée à une altération de la fonction systolique du ventricule gauche, c'est-à-dire à une diminution de la force de contraction du muscle cardiaque.

Cette atteinte de la fonction systolique se traduit d'une part par la baisse du débit cardiaque et, d'autre part, par l'augmentation des pressions de remplissage.

Plus rarement, l'état de choc peut être lié à :

- une altération de la fonction diastolique (altération du remplissage du ventricule gauche) ;
- une augmentation de la postcharge (la postcharge représentant l'obstacle à l'éjection) observée notamment dans l'hypertension artérielle, le rétrécissement aortique, la cardiomyopathie obstructive.

Étiologies

Les étiologies sont nombreuses :

- les cardiopathies valvulaires ;
- les cardiopathies ischémiques ;
- l'hypertension artérielle ;
- les cardiopathies dilatées (pouvant être idiopathiques ou secondaires notamment à une myocardite, à une prise médicamenteuse, à une grossesse...) ;

- les cardiopathies hypertrophiques ;
- les cardiopathies restrictives (notamment dans le cadre d'une amylose ou d'une hémochromatose) ;
- les troubles du rythme ;
- les cardiopathies congénitales ;
- les insuffisances cardiaques à haut débit (grandes anémies, hyperthyroïdie, carence en vitamine B1, fistules artérioveineuses).

Diagnostic

» Signes fonctionnels

La dyspnée est le symptôme principal de l'insuffisance cardiaque gauche.

Lors du choc cardiogénique, il existe un tableau de détresse respiratoire aiguë avec une toux mousseuse.

» Examen clinique

Les signes liés au choc sont :

- la tachycardie ;
- l'hypotension artérielle avec une différentielle systolo-diastolique pincée ;
- les signes d'hypoperfusion périphérique : marbrure des genoux, pâleur cutanée ;
- une polypnée avec des râles crépitants fréquents à l'auscultation pulmonaire liés à l'œdème pulmonaire ;
- l'oligurie ;
- les troubles neurologiques : allant de l'agitation jusqu'au coma et témoignant toujours de l'extrême gravité du choc ;
- les signes liés à l'étiologie : souffle cardiaque, douleur angineuse, etc.

» Examens complémentaires : en urgence

Le diagnostic du choc est un diagnostic clinique, les examens complémentaires auront pour but de rechercher une étiologie et d'évaluer le retentissement du choc.

- Un bilan biologique complet doit être réalisé en urgence : NFS-plaquettes, ionogramme sanguin, urée, créatinémie, hémostase (TP-TCA), groupe sanguin, Rhésus, RAI, gaz du sang, enzymes cardiaques (troponine, CPK). Le dosage du BNP (*Brain Natriuretic Peptide*) n'a d'intérêt que si l'on a un doute sur l'origine cardiogénique du choc.
- ECG.
- Radiographie de thorax.
- Échographie cardiaque.
- Coronarographie en cas de pathologie ischémique.

Traitement

» Traitement : urgence vitale

- Hospitalisation en urgence.
- Repos strict au lit. À jeun. Position semi-assise.
- Pose de deux voies veineuses périphériques de bon calibre.
- Scope : FC, PA, ECG.

» Traitement symptomatique

- Oxygénothérapie adaptée aux besoins (ventilation non invasive au masque, voire intubation pour ventilation mécanique si besoin).
- Diurétiques intraveineux.
- Traitement par inotrope positif (dobutamine) ± vasoconstricteur (noradrénaline) pour améliorer la fonction systolique.
- Dans les formes les plus sévères, l'assistance circulatoire doit se discuter.

» Traitement étiologique

Il peut être médical ou chirurgical.

Conduite à tenir IDE

En urgence.

Accueil du patient

COMPÉTENCE 1

Recueil des observations participant à la bonne connaissance de la santé du patient (interrogatoire ciblé, recherche d'allergies, etc.).

Prise de constantes

COMPÉTENCE 1

Fréquence cardiaque (FC), fréquence respiratoire (FR), pression artérielle (PA) aux deux bras, saturation en oxygène (SaO_2) en air ambiant.

Évaluer la tolérance de la douleur (échelle EVA)

COMPÉTENCE 1

Réalisation du bilan biologique selon prescription, ECG

COMPÉTENCE 2

Explication des examens complémentaires radiologiques

COMPÉTENCES 3 ET 6

Installation du patient

COMPÉTENCE 2

- Repos strict au lit. Rassurer le patient. Patient à jeun. Position semi-assise.
- Mise en route d'une oxygénothérapie.
- Mise en route du monitoring cardiaque (scope ECG, PA, SaO_2, FC, FR).
- Mise en place d'un dispositif de recueil des urines.
- Mise en place d'une voie d'abord périphérique.
- Réalisation d'un ECG.

Mise en route du traitement médicamenteux

COMPÉTENCES 2 ET 4

- Diurétiques intraveineux à faire en urgence.
- Mise en route du traitement par dobutamine sur une voie veineuse séparée.

Surveillance

COMPÉTENCE 2

- Diurèse, FC, saturation, PA, FR.

Définition

Choc cardiogénique :
État de choc lié a une perfusion insuffisante des tissus due à une défaillance de la pompe cardiaque, qui est alors incapable d'assurer un débit systémique suffisant.

Diagnostic

Signes fonctionnels :
Dyspnée → premier symptôme.
Insuffisance cardiaque gauche.
Détresse respiratoire et toux.

Signes liés au choc :
Tachycardie,
hypotension artérielle,
signes d'hypoperfusion,
polypnée, oligurie,
troubles neurologiques

Choc cardiogénique

Traitements

Traitement symptomatique :
- Oxygénothérapie
- Diurétiques intraveineux.
- Traitement par inotrope positif ± Vasoconstricteur

3 Choc septique

Définition

État de choc lié à l'invasion de l'organisme par des agents infectieux : bactéries, champignons, virus, parasites.

Physiopathologie et mécanismes d'adaptation

La physiopathologie du choc septique est complexe. Lors des états infectieux sévères, il existe une activation de deux grands systèmes :

- le système cellulaire, regroupant les macrophages, les leucocytes, les plaquettes, les cellules endothéliales, etc. ;
- le système humoral : complément, facteurs de coagulation...

L'activation de ces systèmes est liée à l'invasion de l'organisme par l'agent infectieux. Cette activation entraîne la libération de nombreuses molécules (notamment les cytokines) qui sont responsables pour une grande part des manifestations observées lors du choc septique.

Schématiquement, on distingue :

- une défaillance circulatoire, liée à une augmentation de la perméabilité capillaire consécutive aux altérations cellulaires et à l'atteinte de la microcirculation, entraînant une hypovolémie relative par vasodilatation ;
- une défaillance cardiaque survenant dans un second temps avec une altération de la fonction systolique du ventricule gauche.

Étiologies

Le choc septique est par définition lié à l'invasion de l'organisme par un agent infectieux. Ces agents infectieux pourront être des bactéries (le plus souvent), des virus, des champignons ou des parasites.

Il faudra être particulièrement attentif à la recherche d'une porte d'entrée qui conditionnera d'une part le choix de l'antibiotique et d'autre part un éventuel geste associé (ablation de matériel, geste chirurgical...).

Les principales portes d'entrée sont :

- pulmonaires ;
- digestives ;
- urinaires ;
- cutanées ;
- méningées ;
- sur matériel (cathéter, sonde, chambre implantable type Port-a-Cath®...).

Dans près de 20 % des cas, aucune étiologie ne sera retrouvée.

Diagnostic

» Examen clinique

Signes liés au choc septique

- Hyperthermie > 38 °C ou hypothermie < 36 °C.
- Tachycardie (FC > 90/min).
- Hypotension artérielle : témoignant d'abord de la défaillance circulatoire puis secondairement de la défaillance cardiaque.
- Signes d'hypoperfusion périphérique : marbrure des genoux.
- Polypnée (fréquence respiratoire > 20/min).
- Oligurie.
- Troubles neurologiques : allant de l'agitation jusqu'au coma et témoignant toujours de l'extrême gravité du choc.
- Signes cutanés de gravité : purpura.

Signes liés à l'étiologie

- Pulmonaires : toux, crachats purulents.
- Digestifs : douleurs abdominales, défense abdominale, contracture...
- Urinaires : brûlures mictionnelles, polyurie, dysurie.
- Cutanés : recherche de lésions cutanées.
- Méningés : syndrome méningé avec raideur de nuque, céphalées, photophobie.
- Sur matériel : lymphangite, loge de la chambre implantable inflammatoire...

» Examens complémentaires : en urgence

Le diagnostic du choc est un diagnostic clinique.

Les examens complémentaires auront pour but de rechercher une étiologie et d'évaluer le retentissement du choc.

- Bilan biologique complet réalisé en urgence : NFS-plaquettes, ionogramme sanguin, urée, créatinémie, CRP, procalcitonine, fibrinogène, gaz du sang, lactates, hémostase (TP-TCA), groupe sanguin, Rhésus, RAI.
- Bilan bactériologique : BU + ECBU, hémocultures répétées notamment lors des pics fébriles, ponction lombaire au moindre doute sur une origine méningée, prélèvements de lésions cutanées, mise en culture des cathéters suspects.
- Bilan radiologique (guidé selon le contexte étiologique) : radiographie de thorax, échographie abdominale, TDM thoraco-abdominale notamment.

Traitement : urgence vitale

» Hospitalisation en urgence

- Repos strict au lit. À jeun.
- Pose de deux voies veineuses périphériques de bon calibre.
- Surveillance scopique de la FC, la PA, l'ECG.
- Dispositif de recueil des urines.

» Traitement symptomatique

- Remplissage par :
  - cristalloïdes (sérum physiologique, Ringer lactate®) ;
  - colloïdes : macromolécules (Plasmion®, Voluven®...).
- Drogues vaso-actives en cas de remplissage insuffisant : dopamine, noradrénaline ou adrénaline.

» Traitement anti-infectieux : en urgence

- Il s'agira le plus souvent d'un traitement antibiotique à débuter en urgence (association de deux antibiotiques à large spectre) initialement empirique puis secondairement adapté aux prélèvements.
- Il faudra y associer systématiquement l'exérèse d'un foyer infectieux (abcès, pleurésie...) ou d'un matériel infecté (ablation d'un cathéter, d'une sonde urinaire, d'un cathéter à chambre implantable...).

Conduite à tenir IDE

En urgence.

Accueil du patient

COMPÉTENCE 1

Recueil des observations participant à la bonne connaissance de la santé du patient (interrogatoire ciblé, recherche d'allergies...).

Prise de constantes

COMPÉTENCE 1

Fréquence cardiaque (FC), fréquence respiratoire (FR), pression artérielle (PA), saturation en oxygène (SaO_2) en air ambiant.

Évaluer la tolérance de la douleur (échelle EVA)

COMPÉTENCE 1

Réalisation du bilan biologique selon prescription, ECG

COMPÉTENCE 2

Explication des examens complémentaires radiologiques

COMPÉTENCES 3 ET 6

Installation du patient

COMPÉTENCE 2

- Repos strict au lit. Rassurer le patient. Patient à jeun.
- Mise en route d'une oxygénothérapie.
- Mise en route du monitoring cardiaque (scope ECG, PA, SaO_2, FC, FR).
- Mise en place d'un dispositif de recueil des urines.
- Mise en place de deux voies d'abord périphériques.
- Réalisation d'un ECG.

Mise en route du traitement médicamenteux

COMPÉTENCES 2 ET 4

La prescription d'un antibiotique en cas de choc septique est une urgence absolue.

Surveillance

COMPÉTENCE 2

Choc septique

Définition

Choc septique :
État de choc lié à l'invasion de l'organisme par des agents infectieux.

Diagnostic

Signes liés au choc :
Tachycardie, hypotension artérielle, signes d'hypoperfusion, polypnée, oligurie, troubles neurologiques,

Signes liés au choc septique :

- Infectieux : hyperthermie
- Cutanés : signes de gravité cutanés.

Traitements

Hospitalisation en urgence.
Traitements symptomatiques :
Remplissage, drogues vaso-actives.

Traitement anti-infectieux, antipyrétiques

4 Choc hémorragique

Définition et physiologie

État de choc lié à la perfusion insuffisante des tissus due à une diminution de la masse sanguine circulante.

Cette perte de masse sanguine se traduit par une baisse de l'hémoglobine et donc par une baisse de l'apport d'oxygène aux tissus.

Épidémiologie

Une des premières causes de mortalité en Europe chez les adultes jeunes (le plus souvent dans les suites d'un polytraumatisme).

Physiopathologie et mécanismes d'adaptation

- La survenue de l'état de choc et sa gravité dépendent de plusieurs facteurs :
  - la vitesse d'apparition de l'hémorragie ;
  - l'importance de l'hémorragie ;
  - l'efficacité des mécanismes de compensation.
- Le plus souvent, l'installation du choc se fait en deux temps :
  - une **première phase de choc compensé** : les signes cliniques sont pauvres, car les mécanismes de compensation sont efficaces ; par exemple : maintien de la pression artérielle par la vasoconstriction des vaisseaux liée à la stimulation du système nerveux autonome (stimulation sympathique) ;

- une **seconde phase de choc décompensé** : la dette en oxygène est trop importante et les systèmes de compensation ne suffisent plus. Les signes de choc apparaissent et le pronostic vital est alors engagé.

Étiologies

Deux grands cadres étiologiques sont à distinguer selon le contexte de survenue du choc.

» Dans un contexte traumatique

- **Traumatisme thoracique** : hémothorax, hémopéricarde, rupture de l'isthme aortique.
- **Traumatisme abdominal** : hémorragie intrapéritonéale (rupture de rate ou du foie), hémorragie rétropéritonéale (fracture du bassin, traumatisme rénal).
- **Traumatisme osseux** : notamment les fractures du fémur.

» Dans un contexte non traumatique

- L'**hémorragie digestive** est la cause la plus fréquente :
  - soit par vomissements sanglants (hématémèse) liés à une œsophagite, un ulcère, une rupture de varices œsophagiennes ou à une pathologie tumorale œsogastrique ;
  - soit par perte de sang dans les selles (méléna) dont les causes regroupent celles de l'hématémèse auxquelles s'ajoutent les pathologies du côlon et du grêle (notamment les tumeurs du tube digestif et les pathologies inflammatoires du tube digestif comme la maladie de Crohn ou la rectocolite hémorragique).
- **Hémorragie d'origine gynécologique** ou obstétricale comme la grossesse extra-utérine.
- **Hémorragie abdominale** (rupture d'anévrisme de l'aorte abdominale).
- **Hémorragie d'origine médicamenteuse**, notamment sous anticoagulants.

Diagnostic

» Examen clinique

Signes liés au choc

- Tachycardie : témoin de la réponse du système nerveux à l'hypovolémie.
- Hypotension artérielle : témoignant d'une perte de volume sanguin importante.
- Signes d'hypoperfusion périphérique : marbrure des genoux, pâleur cutanée.
- Polypnée.
- Oligurie.
- Troubles neurologiques : allant de l'agitation jusqu'au coma et témoignant toujours de l'extrême gravité du choc.

Signes liés à l'étiologie

Traumatisme, hémorragie digestive...

» Examens complémentaires : en urgence

Le diagnostic du choc est un diagnostic clinique, les examens complémentaires auront pour but de rechercher une étiologie et d'évaluer le retentissement du choc.

- **Bilan biologique** : essentiellement la mesure de l'hémoglobine qui permet de confirmer l'origine hémorragique du choc. Un bilan biologique complet doit être réalisé en urgence : NFS-plaquettes, ionogramme sanguin, urée, créatinémie, hémostase (TP-TCA), groupe sanguin, Rhésus, RAI.
- **Bilan radiologique** en cas de contexte de traumatisme.
- **Bilan digestif** en cas d'hémorragie digestive : fibroscopie œsogastroduodénale, coloscopie.

Traitement : urgence vitale

» Hospitalisation en urgence

- Repos strict au lit. À jeun.
- Pose d'une voie veineuse périphérique de bon calibre.
- Scope : FC, PA, ECG.

» Traitement symptomatique

- Remplissage par :
  - cristalloïdes (sérum physiologique, Ringer Lactate®) ;
  - colloïdes : macromolécules (Plasmion®, Voluven®...).
- Transfusion de culots globulaires et, si besoin, de culots plaquettaires et de plasma frais congelé (PFC).

» Traitement étiologique

Il peut être médical ou chirurgical.

Conduite à tenir IDE

Accueil du patient

COMPÉTENCE 1

Recueil des observations participant à la bonne connaissance de la santé du patient (interrogatoire ciblé, recherche d'allergies...).

Prise de constantes

COMPÉTENCE 1

Fréquence cardiaque (FC), fréquence respiratoire (FR), pression artérielle (PA) aux deux bras, saturation en oxygène (SaO_2) en air ambiant.

Évaluer la tolérance de la douleur

COMPÉTENCE 1

Échelle EVA.

Réalisation du bilan

COMPÉTENCE 2

- Bilan biologique selon prescription, ECG.
- Réalisation du bilan prétransfusionnel en urgence.

Explication des examens complémentaires radiologiques

COMPÉTENCES 3 ET 6

Installation du patient

COMPÉTENCE 2

- Repos strict au lit. Rassurer le patient. Patient à jeun.
- Mise en route d'une oxygénothérapie.
- Mise en route du monitoring cardiaque (scope ECG, PA, SaO_2, FC, FR).
- Mise en place d'un dispositif de recueil des urines si besoin.
- Mise en place d'une voie d'abord périphérique.
- Réalisation d'un ECG.

Mise en route du traitement médicamenteux

COMPÉTENCES 2 ET 4

Transfusion en urgence selon prescription (cf. Fiche 40).

Surveillance

COMPÉTENCE 2

Choc hémorragique

Définition

Choc hémorragique :
État de choc lié à la perfusion insuffisante des tissus due à une diminution de la masse sanguine circulante.

Baisse de la masse sanguine
→ Baisse de l'Hb
→ Baisse des apports en O_2

Diagnostic

Signes liés au choc :
Tachycardie, hypotension artérielle, signes d'hypoperfusion, polypnée, oligurie, troubles neurologiques

Traitements

Repos au lit strict, à jeun, VVP, scope.

Traitement symptomatique :
Remplissage, transfusion.

Traitement étiologique :
Médical ou chirurgical.

5 Choc anaphylactique

Définition

État de choc lié à une réaction d'hypersensibilité immédiate consécutive à l'exposition à un allergène chez un organisme déjà immunisé pour cet allergène.

Physiopathologie et étiologie

La physiopathologie du choc anaphylactique repose sur deux éléments essentiels : l'allergène et les anticorps spécifiques de l'allergène.

» L'allergène

On distingue différents types d'allergènes :

- alimentaire ;
- médicamenteux (antibiotique, injection d'iode...) ;
- piqûre d'hyménoptère (guêpes, frelon, abeille...) ;
- pneumallergènes (pollens, graminées) ;
- microbiens ou parasitaires.

» Les anticorps

Les anticorps de type IgE sont spécifiques de l'allergène.

L'exposition du sujet déjà immunisé à l'allergène déclenche la sécrétion d'anticorps IgE spécifiques de l'allergène. Ces anticorps vont déclencher une cascade immunologique impliquant de nombreuses cellules (mastocytes, polynucléaires basophiles, polynucléaires éosinophiles, monocytes et macrophages) et de nombreux médiateurs chimiques (prostaglandines, histamine, leucotriènes...).

Les médiateurs ainsi libérés sont à l'origine des grands phénomènes observés dans le choc anaphylactique :

- vasodilatation généralisée réalisant une hypovolémie relative ;
- bronchospasme ;
- œdème généralisé avec risque d'asphyxie en cas d'œdème de Quincke.

Diagnostic

» Examen clinique

- Signes liés au choc :
  - hypotension artérielle liée à la vasoplégie ;
  - tachycardie (FC > 90/min).
- Signes d'hypoperfusion périphérique : marbrures des genoux.
- Polypnée (fréquence respiratoire > 20/min), parfois associée à des sibilants en cas de bronchospasme.
- Oligurie.
- Troubles neurologiques : allant de l'agitation jusqu'au coma et témoignant toujours de l'extrême gravité du choc.
- Signes liés à l'étiologie : piqûre d'hyménoptère.

Examens complémentaires : en urgence

Le diagnostic du choc est un diagnostic clinique.

Les examens complémentaires servent à évaluer le retentissement du choc et ne doivent en aucun cas retarder la prise en charge.

- Bilan biologique complet réalisé en urgence : NFS-plaquettes, ionogramme sanguin, urée, créatinémie, CRP, fibrinogène, gaz du sang, hémostase (TP-TCA).
- Bilan radiologique : radiographie de thorax.

Traitement

» Hospitalisation en urgence

- Stopper le contact avec l'allergène (antibiotique, par exemple).
- Repos strict au lit. À jeun.

- Pose de deux voies veineuses périphériques de bon calibre.
- Scope : FC, PA, ECG.
- Assurer la liberté des voies aériennes, oxygénothérapie.

» Traitement étiologique : en urgence

L'adrénaline est le traitement d'urgence :

- injection de 0,5 mg en SC ou en IM dès le diagnostic posé ;
- puis relais par un traitement IV : 0,1 mg par 0,1 mg.

» Traitement symptomatique

Remplissage par :

- cristalloïdes (sérum physiologique, Ringer Lactate®) ;
- colloïdes : macromolécules (Plasmion®, Voluven®...).

Penser à la prise en charge au long cours

- » Avertir le patient, expliquer la maladie, éviter tout contact avec l'allergène.
- » Port de carte, de bracelet.
- » Liste des produits contenant l'allergène.
- » Expliquer la conduite à tenir en cas de récidive au patient ainsi qu'aux proches : adrénaline, numéro 15.
- » Prescription d'une trousse d'urgence contenant de l'adrénaline.
- » Kit prêt à l'emploi, stylo d'injection sous-cutanée : Ana-Help®, AnaKit®.
- » Toujours avoir le kit sur soi (et pas dans le réfrigérateur), voire plusieurs kits.
- » Craint la lumière et la chaleur (vire au brun rose, mais ne devient pas toxique).
- » Envisager une désensibilisation.

Conduite à tenir IDE

En urgence.

Accueil du patient

COMPÉTENCE 1

Recueil des observations participant à la bonne connaissance de la santé du patient (interrogatoire ciblé, recherche d'allergies...).

Prise de constantes

COMPÉTENCE 1

Fréquence cardiaque (FC), fréquence respiratoire (FR), pression artérielle (PA), saturation en oxygène (SaO_2) en air ambiant.

Évaluer la tolérance de la douleur

COMPÉTENCE 1

Échelle EVA.

Réalisation du bilan

COMPÉTENCE 2

- Bilan biologique selon prescription.
- ECG.

Explication des examens complémentaires radiologiques

COMPÉTENCES 3 ET 6

Prise de médicaments

COMPÉTENCES 2 ET 4

Évaluer la tolérance, l'efficacité et la bonne prise des médicaments.

Installation du patient

COMPÉTENCE 2

- Repos strict au lit. Rassurer le patient. Patient à jeun.
- Mise en route d'une oxygénothérapie.

- Mise en route du monitoring cardiaque (scope ECG, PA, SaO_2, FC, FR).
- Mise en place d'un dispositif de recueil des urines.
- Mise en place de deux voies d'abord périphériques.
- Réalisation d'un ECG.

Mise en route du traitement médicamenteux

COMPÉTENCES 2 ET 4

La prescription de l'adrénaline est une urgence absolue.

Surveillance

COMPÉTENCE 2

Explication de la prise en charge au long cours.

Définition

Choc anaphylactique :
État de choc lié à une réaction d'hypersensibilité immédiate à l'exposition d'un allergène chez un organisme déjà sensibilisé à celui-ci.

Diagnostic

Signes liés au choc :
Signes d'hypoperfusion périphérique, polypnée, oligurie, troubles neurologiques

Signes liés à l'étiologie

Choc anaphylactique

Traitements

Hospitalisation en urgence :
Stoper le contact avec l'allergène, repos strict au lit, VVP, scope, assurer la liberté des voies aériennes.

Traitement étiologique :
Adrénaline.

Traitement symptomatique :
Remplissage.

6 Déshydratation extracellulaire

Définition

La déshydratation extracellulaire est la diminution du volume des liquides extracellulaires (volume plasmatique et interstitiel) *en relation avec la diminution du contenu de l'organisme en sodium.* Cette déshydratation comporte une hypovolémie qui expose au risque de collapsus cardiovasculaire.

Étiologies

» Pertes hydrosodées extrarénales

- Ce sont les plus fréquentes.
- Pertes digestives : vomissements, diarrhée, aspiration digestive...
- Pertes cutanées : brûlures étendues.

» Pertes hydrosodées rénales

- Maladies rénales (néphropathies, polykystose rénale).
- Traitement diurétique.

Diagnostic

» Signes cliniques

- Pli cutané persistant.
- Hypotonie des globes oculaires.
- Hypotension, tachycardie, voire collapsus avec signes de choc.
- Perte de poids (pouvant être importante, notamment chez les nourrissons).

» Signes biologiques

- Pas de modification de la natrémie, car la perte de sodium s'accompagne également de la perte d'eau.
- Hémoconcentration avec une augmentation de l'hématocrite et de la protidémie.
- Dans la majorité des cas, il existe une insuffisance rénale fonctionnelle avec oligurie.

Traitement

- Assurer une hydratation : faire boire le patient, perfusion de sérum physiologique.
- Traitement de la cause.

Conduite à tenir IDE

L'urgence de la prise en charge de la déshydratation dépend de sa gravité et de son étiologie.

Accueil du patient

COMPÉTENCE 1

Recueil des observations participant à la bonne connaissance de la santé du patient (interrogatoire ciblé, recherche d'allergies…).

Prise de constantes

COMPÉTENCE 1

Fréquence cardiaque (FC), fréquence respiratoire (FR), pression artérielle (PA), saturation en oxygène (SaO_2) en air ambiant, diurèse ++.

Évaluation de la tolérance

COMPÉTENCE 1

» Importance de la recherche des signes cliniques de déshydratation.

» Surveillance de l'apparition de signes neurologiques ou de signe de collapsus cardiovasculaire de gravité.

Réalisation du bilan

COMPÉTENCE 2

» Bilan biologique selon prescription.
» ECG.

Installation du patient

COMPÉTENCE 2

En cas de signes de gravité :

» mise en place d'une voie d'abord périphérique ;
» transfert du patient en unité de réanimation ;
» mise en route du monitoring cardiaque (scope ECG, PA, SaO_2, FC, FR, diurèse).

Mise en route du traitement médicamenteux : en urgence en cas de signes de gravité

COMPÉTENCES 2 ET 4

» Traitement étiologique.
» Importance de la réhydratation per os en l'absence de signes de gravité : sous forme de liquides salés (eau salée, bouillons...).
» Réhydratation IV en cas de signes de gravité ou d'intolérance digestive avec du sérum physiologique.

Surveillance

COMPÉTENCE 2

» Importance de la surveillance de la diurèse et du poids.
» Surveillance de la tolérance de la réhydratation.

7 Déshydratation intracellulaire

Définition

La déshydratation intracellulaire est la conséquence de pertes hydriques pures (ou très hypotoniques), entraînant un mouvement d'eau du compartiment cellulaire vers le compartiment extracellulaire.

Étiologies

» Pertes d'eau d'origine rénale

- Diabète insipide par carence en hormone antidiurétique (ADH), hormone qui retient l'eau. Cette carence peut être idiopathique, secondaire à une lésion cérébrale ou fonctionnelle par arrêt brutal des boissons chez un potomane.
- Diabète insipide néphrogénique par inefficacité de l'ADH sur le rein; d'origine familiale ou acquise (liée à une hypercalcémie ou suite à la prise de certains médicaments).

» Pertes d'eau d'origine pulmonaire

Cette situation est observée notamment chez les patients ventilés artificiellement, surtout en cas de fièvre.

Diagnostic

» Signes cliniques

- Sécheresses des muqueuses (aspect de langue « rôtie »).

- Perte de poids.
- Fièvre.
- Polypnée.
- Troubles neurologiques : torpeur, coma, agitation, voire convulsions, risques d'hématome sous-dural et de thrombose veineuse cérébrale.

Ces signes sont le plus souvent observés chez des patients incapables de satisfaire à la sensation de soif (nourrissons, grabataires, patients dans le coma).

» Signes biologiques

- Le signe constant et nécessaire au diagnostic est l'hyperosmolarité plasmatique supérieure à 295 mOsm/kg d'eau.
- Hypernatrémie supérieure à 145 mmol/L.

Traitement

Le traitement préventif est fondamental, en assurant des apports hydriques suffisants chez les sujets à risque (nourrissons, grabataires, patients dans le coma).

Le traitement de la déshydratation intracellulaire pure repose sur l'apport d'eau, soit par voie entérale (per os ou par une sonde nasograstrique), soit par voie parentérale (perfusion de soluté hypotonique comme du glucosé).

Chez les patients ayant un diabète insipide par carence en ADH, on administre de l'ADH en sous-cutané ou du DDAVP (équivalent) par voie nasale.

> La correction de l'hyperosmolarité doit être lente (sur 48 heures) pour éviter la survenue d'un œdème cérébral.

Conduite à tenir IDE

L'urgence de la prise en charge de la déshydratation dépend de sa gravité et de son étiologie.

Accueil du patient

COMPÉTENCE 1

Recueil des observations participant à la bonne connaissance de la santé du patient (interrogatoire ciblé, recherche d'allergies...).

Prise de constantes

COMPÉTENCE 1

Fréquence cardiaque (FC), fréquence respiratoire (FR), pression artérielle (PA), saturation en oxygène (SaO_2) en air ambiant, diurèse.

Évaluation de la tolérance

COMPÉTENCE 1

» Importance de la recherche des signes cliniques de déshydratation.
» Surveillance de l'apparition de signes neurologiques ou de signes de collapsus cardiovasculaire de gravité.

Réalisation du bilan

COMPÉTENCE 2

» Bilan biologique selon prescription.
» ECG.

Installation du patient

COMPÉTENCE 2

En cas de signes de gravité :
» mise en place d'une voie d'abord périphérique;
» transfert du patient en unité de réanimation;
» mise en route du monitoring cardiaque (scope ECG, PA, SaO_2, FC, FR).

Mise en route du traitement médicamenteux : en urgence en cas de signes de gravité

COMPÉTENCES 2 ET 4

» Traitement étiologique.

» Importance de la réhydratation per os en l'absence de signe de gravité.

» Réhydratation IV en cas de signes de gravité ou d'intolérance digestive.

Surveillance

COMPÉTENCE 2

Importance de la surveillance de la diurèse et de la surveillance du poids.

8 Hyponatrémie isolée, ou hyperhydratation intracellulaire isolée

Définition

- L'hyponatrémie isolée correspond à une hyperhydratation intracellulaire isolée (compartiment extracellulaire normal).
- Natrémie inférieure à 135 mmol/L.
- Apparition de symptômes pour une natrémie inférieure à 130 mmol/L.

Étiologies

- **Principale cause : le syndrome de Schwartz-Bartter**, défini comme une sécrétion inappropriée d'hormone antidiurétique (ADH), observée le plus souvent lors de cancer pulmonaire (plus rarement lors de tumeurs du pancréas, de tumeurs ORL ou cérébrales).
- **Certaines endocrinopathies** : hypothyroïdie, insuffisance surrénale, insuffisance hypophysaire.

Diagnostic

» Signes cliniques

- Digestifs : nausées, vomissements, dégoût de l'eau.
- Neurologiques : torpeur, confusion, crampes, voire coma.

» Signes biologiques

Natrémie inférieure à 135 mmol/L.

Traitement

Restriction hydrique stricte : 300 à 400 mL par jour.

Conduite à tenir IDE

L'urgence de la prise en charge de l'hyponatrémie dépend de sa gravité et de son étiologie.

Accueil du patient

COMPÉTENCE 1

Recueil des observations participant à la bonne connaissance de la santé du patient (interrogatoire ciblé, recherche d'allergies...).

Prise de constantes

COMPÉTENCE 1

Fréquence cardiaque (FC), fréquence respiratoire (FR), pression artérielle (PA), saturation en oxygène (SaO_2) en air ambiant, diurèse.

Évaluation de la tolérance

COMPÉTENCE 1

Importance de la recherche des signes neurologiques.

Réalisation du bilan

COMPÉTENCE 2

- Bilan biologique selon prescription.
- ECG.

Installation du patient

COMPÉTENCE 2

En cas de signes de gravité :

- mise en place d'une voie d'abord périphérique ;
- transfert du patient en unité de réanimation ;
- mise en route du monitoring cardiaque (scope ECG, PA, SaO_2, FC, FR).

Mise en route du traitement médicamenteux : en urgence en cas de signes de gravité

COMPÉTENCES 2 ET 4

- Traitement étiologique.
- Importance de la quantification des apports hydriques garante de l'efficacité de la restriction hydrique.

Surveillance

COMPÉTENCE 2

Diurèse.

9 Hyponatrémie associée à une hyperhydratation extracellulaire

Définition

Association d'une hyperhydratation intracellulaire et d'une hyperhydratation extracellulaire.

Étiologies

- Cirrhose hépatique.
- Insuffisance cardiaque.
- Syndrome néphrotique.

Diagnostic

» Signes cliniques

- Signes d'hyperhydratation intracellulaire (cf. Fiche 8).
- Signes d'hyperhydratation extracellulaire : œdèmes périphériques, prise de poids.

» Signes biologiques

- Signes d'hyperhydratation intracellulaire : hyponatrémie.
- Signes d'hyperhydratation extracellulaire : hémodilution avec notamment une hypoprotidémie avec hypoalbuminémie.

Traitement

- Restriction hydrique.
- Restriction sodée.
- Diurétiques, notamment diurétiques de l'anse.

Conduite à tenir IDE

L'urgence de la prise en charge dépend de la tolérance de l'hyperhydratation.

Accueil du patient

COMPÉTENCE 1

Recueil des observations participant à la bonne connaissance de la santé du patient (interrogatoire ciblé, recherche d'allergies...).

Prise de constantes

COMPÉTENCE 1

Fréquence cardiaque (FC), fréquence respiratoire (FR), pression artérielle (PA), saturation en oxygène (SaO_2) en air ambiant, diurèse.

Évaluation de la tolérance

COMPÉTENCE 1

Importance de la recherche des signes neurologiques, des signes d'insuffisance cardiaque.

Réalisation du bilan

COMPÉTENCE 2

- Bilan biologique selon prescription.
- ECG.

Installation du patient

COMPÉTENCE 2

En cas de signes de gravité :

- mise en place d'une voie d'abord périphérique ;
- transfert du patient en unité de réanimation ;
- mise en route du monitoring cardiaque : scope ECG, PA, SaO_2, FC, FR.

Mise en route du traitement médicamenteux : en urgence en cas de signes de gravité

COMPÉTENCES 2 ET 4

- Traitement étiologique.

» Importance de la quantification des apports hydriques, garante de l'efficacité de la restriction hydrique.

Surveillance

COMPÉTENCE 2

Diurèse.

10 Hyponatrémie associée à une déshydratation extracellulaire

Définition

Association d'une hyperhydratation intracellulaire et d'une déshydratation extracellulaire.

Étiologies

Le tableau résulte :

- d'une perte d'eau et de sel avec des pertes prédominant sur le sel;
- ou d'une perte d'eau et de sel compensée par un apport d'eau sans apport de sel.

Les étiologies sont celles de la déshydratation extracellulaire :

- pertes hydrosodées extrarénales :
  - les plus fréquentes;
  - pertes digestives : vomissements, diarrhée, aspiration digestive... ;
  - pertes cutanées : brûlures étendues;
- pertes hydrosodées rénales :
  - maladies rénales (néphropathies, polykystose rénale);
  - traitement diurétique.

Diagnostic

» Signes cliniques

- Signes d'hyperhydratation intracellulaire (cf. Fiche 8).
- Signes de déshydratation extracellulaire (cf. Fiche 6).

» Signes biologiques

- Hyponatrémie.
- Hémoconcentration avec une augmentation de l'hématocrite et de la protidémie.
- Dans la majorité des cas, il existe une insuffisance rénale fonctionnelle avec oligurie.

Traitement

- Apport de sel per os.
- La restriction hydrique sera fonction de l'importance de l'hyponatrémie.
- En cas d'hyponatrémie sévère (< 115 mmol/L) : apport de NaCl hypertonique par voie veineuse.

Conduite à tenir IDE

L'urgence de la prise en charge de la déshydratation dépend de sa gravité et de son étiologie.

Accueil du patient

COMPÉTENCE 1

Recueil des observations participant à la bonne connaissance de la santé du patient (interrogatoire ciblé, recherche d'allergies...).

Prise de constantes

COMPÉTENCE 1

Fréquence cardiaque (FC), fréquence respiratoire (FR), pression artérielle (PA), saturation en oxygène (SaO_2) en air ambiant, diurèse ++.

Évaluation de la tolérance

COMPÉTENCE 1

» Importance de la recherche des signes cliniques de déshydratation.

» Surveillance de l'apparition de signes neurologiques ou de signe de collapsus cardiovasculaire de gravité.

Réalisation du bilan

COMPÉTENCE 2

» Bilan biologique selon prescription.

» ECG.

Installation du patient

COMPÉTENCE 2

En cas de signes de gravité :

» mise en place d'une voie d'abord périphérique ;

» transfert du patient en unité de réanimation ;

» mise en route du monitoring cardiaque (scope ECG, PA, SaO_2, FC, FR, diurèse).

Mise en route du traitement médicamenteux : en urgence en cas de signes de gravité

COMPÉTENCES 2 ET 4

» Traitement étiologique.

» Importance de la réhydratation per os en l'absence de signes de gravité : sous forme de liquides salés (eau salée, bouillons...).

» Réhydratation IV en cas de signes de gravité ou d'intolérance digestive avec du sérum physiologique.

Surveillance

COMPÉTENCE 2

Diurèse.

11 Hypokaliémie

Définition

Baisse de la kaliémie < 3,5 mmol/L.

Signes cliniques

Les signes cliniques concernent les muscles :

- le myocarde : c'est l'atteinte qui met en jeu le pronostic vital. On observe d'abord des modifications de l'ECG : chronologiquement, diminution puis aplatissement et négativation des ondes T, apparition d'une onde U, modification avec sous-décalage du segment ST. Apparaissent ensuite les troubles du rythme qui peuvent être auriculaires (tachysystolie auriculaire, fibrillation auriculaire, flutter) ou ventriculaires avec risque de tachycardie ventriculaire, voire de fibrillation ventriculaire;
- les muscles lisses : digestifs (constipation), sphinctériens (rétention vésicale);
- les muscles striés : fatigue musculaire avec hypotonie pouvant aller jusqu'à une paralysie périphérique des membres.

Signes biologiques

- Hypokaliémie < 3,5 mmol/L.
- Souvent associée à une alcalose métabolique.

Étiologies les plus fréquentes

- Pertes rénales de potassium : liées à l'utilisation de diurétiques (thiazidiques et diurétiques de l'anse),

à des anomalies endocriniennes (hyperaldostéronismes), à une atteinte rénale.
- Pertes digestives de potassium : vomissements, aspirations digestives, diarrhées aiguës, prise de laxatifs.
- Carences d'apport de potassium : anorexie notamment.
- Transfert de potassium vers le milieu intracellulaire : notamment lors des alcaloses métaboliques ou respiratoires.

Traitement

- Traitement étiologique.
- Apport potassique :
  - par voie orale en l'absence de troubles digestifs et si la kaliémie est > 3 mmol/L ;
  - par voie veineuse dans les autres cas : perfusion lente, rythme moyen de 1 g de KCl par heure.

> Jamais d'injection intraveineuse directe de KCl.

Conduite à tenir IDE

L'urgence de la prise en charge de l'hypokaliémie dépend de sa gravité et de son étiologie.

Accueil du patient

COMPÉTENCE 1

Recueil des observations participant à la bonne connaissance de la santé du patient (interrogatoire ciblé, recherche d'allergies…).

Prise de constantes

COMPÉTENCE 1

Fréquence cardiaque (FC), fréquence respiratoire (FR), pression artérielle (PA), saturation en oxygène (SaO_2) en air ambiant, diurèse.

Évaluation de la tolérance

COMPÉTENCE 1

» Importance de la recherche de signes ECG d'hypokaliémie.

» Surveillance de l'apparition de signes neurologiques de gravité.

Réalisation du bilan

COMPÉTENCE 2

» Bilan biologique selon prescription.

» ECG.

Installation du patient

COMPÉTENCE 2

En cas de signes de gravité :

» mise en place d'une voie d'abord périphérique ;

» transfert du patient en unité de réanimation ;

» mise en route du monitoring cardiaque (scope ECG, PA, SaO_2, FC, FR).

Mise en route du traitement médicamenteux : en urgence en cas de signes de gravité

COMPÉTENCES 2 ET 4

Attention à ne jamais réaliser d'injection en IVD de potassium.

Ne pas mettre plus de 3 g de potassium dans la perfusion de base.

Surveillance

COMPÉTENCE 2

12 Hyperkaliémie

Définition

Augmentation de la kaliémie > 5 mmol/L.

Signes cliniques

Les signes cliniques sont avant tout en rapport avec les troubles myocardiques et peuvent mettre en jeu le pronostic vital.

Signes ECG de l'hyperkaliémie

- Augmentation d'amplitude des ondes T, symétriques, étroites, pointues.
- Anomalies de conduction auriculaires et auriculo-ventriculaires, pouvant aller jusqu'au bloc auriculo-ventriculaire complet.
- Anomalies de conduction intraventriculaire avec élargissement des QRS précédant les troubles du rythme ventriculaire (tachycardie ventriculaire, voire fibrillation ventriculaire).

Signes biologiques

Hyperkaliémie > 5 mmol/L.

Étiologies les plus fréquentes

- Défaut d'excrétion rénale de potassium : insuffisance rénale aiguë, insuffisance rénale chronique terminale, hypoaldostéronisme, certains médicaments (diurétiques épargneurs de potassium, anti-inflammatoires non stéroïdiens).

- Transfert de potassium du milieu cellulaire vers le milieu extracellulaire : acidose, brûlures, ischémie aiguë de membre, lyse tumorale, rhabdomyolyse.
- Apport excessif de potassium : rare, sel de régime notamment.

Traitement : urgent

- Objectif : protection myocardique et baisse de la kaliémie.
- Protection myocardique : sels de calcium (injection IV de gluconate de calcium).
- Abaissement de la kaliémie :
  - en cas d'hyperkaliémie modérée (< 6,5 mmol/L) : résine échangeuse de potassium per os qui capte le potassium dans le tube digestif (Kayexalate®) ;
  - en cas d'hyperkaliémie sévère :
    - perfusion de glucosé à 30 % associée à une perfusion d'insuline (pour faire rentrer le potassium dans les cellules) ;
    - perfusion de bicarbonates ;
    - hémodialyse : très efficace ; à réaliser en urgence en cas d'hyperkaliémie sévère.

Conduite à tenir IDE

L'urgence de la prise en charge de l'hyperkaliémie dépend de sa gravité et de son étiologie.

Accueil du patient

COMPÉTENCE 1

Recueil des observations participant à la bonne connaissance de la santé du patient (interrogatoire ciblé, recherche d'allergies...).

Prise de constantes

COMPÉTENCE 1

Fréquence cardiaque (FC), fréquence respiratoire (FR), pression artérielle (PA), saturation en oxygène (SaO_2) en air ambiant, diurèse.

Évaluation de la tolérance

COMPÉTENCE 1

Importance de la recherche de signes ECG d'hyperkaliémie.

Réalisation du bilan

COMPÉTENCE 2

- Bilan biologique selon prescription (il faut s'assurer de l'absence d'hémolyse qui fausserait la kaliémie sur le prélèvement).
- ECG.

Installation du patient

COMPÉTENCE 2

En cas de signes de gravité :

- mise en place d'une voie d'abord périphérique ;
- transfert du patient en unité de réanimation ;
- mise en route du monitoring cardiaque (scope ECG, PA, SaO_2, FC, FR).

Mise en route du traitement médicamenteux : en urgence en cas de signes de gravité

COMPÉTENCES 2 ET 4

Surveillance

COMPÉTENCE 2

13 Acidose métabolique

Définition

L'acidose est définie par une baisse du pH à une valeur inférieure à 7,38.

$pH = \alpha\,[HCO_3^-] \div pCO_2$.

Comme le montre l'équation d'équilibre acido-basique, la baisse du pH peut être due soit à une baisse des bicarbonates, soit à une augmentation de la pCO_2.

On parle d'acidose métabolique quand la baisse du pH est liée à une baisse des bicarbonates (HCO_3^-).

Étiologies

Les étiologies des acidoses métaboliques sont multiples. Schématiquement, on distingue :

- les acidoses liées à une charge en acide excessive : d'origine exogène (intoxication à l'acide acétylsalicylique, intoxication à l'éthylène glycol, intoxication alcoolique) ou d'origine endogène (acidocétose diabétique, acidose lactique) ;
- les acidoses liées à une perte intestinale de base : diarrhées aiguës ;
- les acidoses par défaut d'excrétion rénale d'acide : insuffisance rénale, pathologie rénale (acidoses tubulaires dont les étiologies sont nombreuses).

Clinique

- Dyspnée profonde, lente (respiration de Kussmaul), correspondant à une hyperventilation compensatrice ayant pour but de faire baisser la pCO_2 pour compenser la baisse des bicarbonates.

- Troubles neurologiques en cas d'acidose profonde (pH < 7,15) pouvant aller jusqu'au coma.
- Troubles cardiocirculatoire en cas d'acidose profonde avec risque de collapsus.

Biologie

Les gaz du sang sont l'examen de référence :

- pH < 7,38 ;
- $[HCO_3^-]$ < 23 mmol/L. L'augmentation des bicarbonates est le mécanisme compensatoire de cette acidose mais elle intervient après quelques jours ;
- pCO_2 < 38 mmHg : la baisse de la pCO_2 est le mécanisme compensatoire de cette acidose et elle intervient très rapidement.

Traitement

Le traitement est celui de la cause.

Il faudra bien s'assurer de contrôler la kaliémie (hypokaliémie souvent associée).

Dans les acidoses sévères, le recours à l'hémodialyse peut être nécessaire.

Conduite à tenir IDE

L'urgence de la prise en charge de l'acidose dépend de sa gravité et de son étiologie.

Accueil du patient

COMPÉTENCE 1

Recueil des observations participant à la bonne connaissance de la santé du patient (interrogatoire ciblé, recherche d'allergies...).

Prise de constantes

COMPÉTENCE 1

Fréquence cardiaque (FC), fréquence respiratoire (FR), pression artérielle (PA), saturation en oxygène (SaO_2) en air ambiant, diurèse.

Évaluation de la tolérance

COMPÉTENCE 1

- Notamment surveillance neurologique avec recherche de signes de confusion, de torpeur ou d'agitation.
- Évaluation de la gravité de l'état respiratoire en cas d'acidose respiratoire (cf. Fiche 26).

Réalisation du bilan

COMPÉTENCE 2

- Bilan biologique selon la prescription, mais comportant obligatoirement des gaz du sang.
- ECG.

Installation du patient

COMPÉTENCES 2 ET 4

En cas de signes de gravité :

- mise en place d'une voie d'abord périphérique;
- transfert du patient en unité de réanimation;
- mise en route du monitoring cardiaque (scope ECG, PA, SaO_2, FC, FR).

Mise en route du traitement médicamenteux : en urgence en cas de signes de gravité

COMPÉTENCES 2 ET 4

Surveillance

COMPÉTENCE 2

14 Acidose respiratoire

Définition

L'acidose est définie par une baisse du pH à une valeur inférieure à 7,38.

$pH = \alpha [HCO_3^-] \div pCO_2$.

Comme le montre l'équation d'équilibre acido-basique, cette baisse peut être due soit à une baisse des bicarbonates, soit à une augmentation de la pCO_2.

On parle d'acidose respiratoire quand la baisse du pH est liée à une augmentation de la pCO_2.

Étiologies

L'acidose respiratoire est liée à l'augmentation de la pCO_2 en rapport avec une insuffisance respiratoire aiguë ou chronique.

Clinique

- Détresse respiratoire, cause de l'acidose.
- Signes neurologiques : céphalées, confusion, somnolence pouvant aller jusqu'au coma, convulsions.
- Tachycardie.
- Poussée hypertensive.

Biologie

Les gaz du sang sont l'examen de référence :

- pH < 7,38 ;
- $[HCO_3^-] > 25$ mmol/L. L'augmentation des bicarbonates est le mécanisme compensatoire de cette acidose ; elle intervient après quelques jours ;
- $pCO_2 > 42$ mmHg.

Traitement

Le traitement est celui de l'insuffisance respiratoire.

Conduite à tenir IDE

L'urgence de la prise en charge de l'acidose dépend de sa gravité et de son étiologie.

Accueil du patient

COMPÉTENCE 1

Recueil des observations participant à la bonne connaissance de la santé du patient (interrogatoire ciblé, recherche d'allergies...).

Prise de constantes

COMPÉTENCE 1

Fréquence cardiaque (FC), fréquence respiratoire (FR), pression artérielle (PA), saturation en oxygène (SaO_2) en air ambiant, diurèse.

Évaluation de la tolérance

COMPÉTENCE 1

- Notamment surveillance neurologique avec recherche de signes de confusion, de torpeur ou d'agitation.
- Évaluation de la gravité de l'état respiratoire en cas d'acidose respiratoire (cf. Fiche 26).

Réalisation du bilan

COMPÉTENCE 2

- Bilan biologique selon la prescription, mais comportant obligatoirement des gaz du sang.
- ECG.

Installation du patient

COMPÉTENCES 2 ET 4

En cas de signes de gravité :

- mise en place d'une voie d'abord périphérique ;
- transfert du patient en unité de réanimation ;
- mise en route du monitoring cardiaque (scope ECG, PA, SaO_2, FC, FR).

Mise en route du traitement médicamenteux : en urgence en cas de signes de gravité

COMPÉTENCES 2 ET 4

Surveillance

COMPÉTENCE 2

15 Alcalose respiratoire

Définition

L'alcalose est définie par une élévation du pH à une valeur supérieure à 7,42.

$pH = \alpha [HCO_3^-] \div pCO_2$.

Comme le montre l'équation d'équilibre acido-basique, cette élévation peut être due soit à une augmentation des bicarbonates, soit à une baisse de la pCO_2.

On parle d'alcalose respiratoire quand l'augmentation du pH est liée à une baisse de la pCO_2.

Étiologies

L'alcalose respiratoire est essentiellement liée à une hyperventilation, notamment chez les patients avec une ventilation mécanique.

Clinique

Les signes cliniques apparaissent pour un pH élevé (> 7,50).

Ils sont essentiellement neurologiques avec des céphalées, une confusion.

Biologie

Les gaz du sang sont l'examen de référence :

- pH > 7,42 ;
- $[HCO_3^-]$ < 23 mmol/L. La baisse des bicarbonates est le mécanisme compensatoire de cette alcalose ; elle intervient après quelques jours ;
- pCO_2 < 38 mmHg.

Conduite à tenir et traitement

Chez le patient ventilé, modifications des paramètres de ventilation pour corriger l'hyperventilation.

Conduite à tenir IDE

L'urgence de la prise en charge de l'alcalose dépend de sa gravité et de son étiologie.

Accueil du patient

COMPÉTENCE 1

Recueil des observations participant à la bonne connaissance de la santé du patient (interrogatoire ciblé, recherche d'allergies...).

Prise de constantes

COMPÉTENCE 1

Fréquence cardiaque (FC), fréquence respiratoire (FR), pression artérielle (PA), saturation en oxygène (SaO_2) en air ambiant, diurèse.

Évaluation de la tolérance

COMPÉTENCE 1

Réalisation du bilan

COMPÉTENCE 2

- Bilan biologique selon prescription.
- ECG.

Installation du patient

COMPÉTENCES 2 ET 4

En cas de signes de gravité :

- mise en place d'une voie d'abord périphérique ;
- transfert du patient en unité de réanimation ;
- mise en route du monitoring cardiaque (scope ECG, PA, SaO_2, FC, FR).

Mise en route du traitement médicamenteux : en urgence en cas de signes de gravité

COMPÉTENCES 2 ET 4

Surveillance

COMPÉTENCE 2

16 Alcalose métabolique

Définition

L'alcalose est définie par une élévation du pH à une valeur supérieure à 7,42.

pH = α [HCO_3^-] ÷ pCO_2.

Comme le montre l'équation d'équilibre acido-basique, cette élévation peut être due soit à une augmentation des bicarbonates, soit à une baisse de la pCO_2.

On parle d'alcalose métabolique quand l'augmentation du pH est liée à une augmentation des bicarbonates (HCO_3^-).

Étiologies

L'alcalose métabolique peut être en rapport avec :

- soit une absorption excessive de bicarbonate : par exemple, certaines eaux minérales comme l'eau de Vichy;
- soit avec une perte excessive d'acide (H^+) qui peut être d'origine digestive (vomissements importants ou dispositif d'aspiration gastrique) ou d'origine urinaire (diurétiques).

Il existe très souvent une hypokaliémie associée à cette alcalose métabolique.

Clinique

La clinique est pauvre. Les signes cliniques sont essentiellement liés à l'étiologie de l'alcalose.

Biologie

Les gaz du sang sont l'examen de référence :

- pH > 7,42 ;

- $[HCO_3^-] > 25$ mmol/L ;
- $pCO_2 > 42$ mmHg. L'augmentation de la pCO_2 est le mécanisme compensatoire de cette alcalose : elle intervient très rapidement après l'élévation du pH.

Conduite à tenir et traitement

Le traitement de l'alcalose est celui de son étiologie.

Il est important de corriger une éventuelle hypokaliémie.

Conduite à tenir IDE

L'urgence de la prise en charge de l'alcalose dépend de sa gravité et de son étiologie.

Accueil du patient

COMPÉTENCE 1

Recueil des observations participant à la bonne connaissance de la santé du patient (interrogatoire ciblé, recherche d'allergies...).

Prise de constantes

COMPÉTENCE 1

Fréquence cardiaque (FC), fréquence respiratoire (FR), pression artérielle (PA), saturation en oxygène (SaO_2) en air ambiant, diurèse.

Évaluation de la tolérance

COMPÉTENCE 1

Réalisation du bilan

COMPÉTENCE 2

» Bilan biologique selon prescription.

» ECG.

Installation du patient

COMPÉTENCES 2 ET 4

En cas de signes de gravité :

- mise en place d'une voie d'abord périphérique ;
- transfert du patient en unité de réanimation ;
- mise en route du monitoring cardiaque (scope ECG, PA, SaO_2, FC, FR).

Mise en route du traitement médicamenteux : en urgence en cas de signes de gravité

COMPÉTENCES 2 ET 4

Surveillance

COMPÉTENCE 2

17 Intoxication au monoxyde de carbone

Définition

Le monoxyde de carbone est un gaz inodore, incolore et sans saveur. Il est naturellement présent physiologiquement dans l'organisme et dans l'atmosphère.

Il provient de toute combustion incomplète (par défaut d'oxygène) d'un composé carboné.

Ces combustibles sont le plus souvent : le fuel, le charbon, les dérivés du gaz naturel, l'essence, le bois ou des produits synthétiques comme le plastique.

C'est une intoxication grave mettant en jeu le pronostic vital.

Épidémiologie

C'est une des causes les plus fréquentes d'intoxications accidentelles au domicile.

Ces accidents sont le plus souvent causés par des sources d'eau chaude (chauffe-eau) et les chauffages (au gaz, au fuel et au charbon). Les installations vétustes et situées dans un local mal ventilé constituent les installations les plus dangereuses.

C'est une intoxication également fréquente lors des incendies.

Physiopathologie

La toxicité du monoxyde de carbone réside dans sa grande affinité avec l'hémoglobine qui est 200 fois supérieure à celle de l'oxygène. De plus, le monoxyde de carbone interfère avec la libération d'oxygène.

Ces deux mécanismes expliquent l'anoxie tissulaire qui est observée lors d'une intoxication au monoxyde de carbone.

Diagnostic

» Terrain

Importance de la recherche d'une source possible d'émission de CO lors de la suspicion d'une intoxication.

» Signes fonctionnels

Céphalées, vertiges, nausées, faiblesse musculaire.

» Examen clinique

- Signes neurologiques :
  - confusion, obnubilation, voire coma ;
  - hypertonie ;
  - réflexes ostéotendineux vifs ;
  - troubles vasomoteurs : sueurs, hyperthermie.
- Signes cutanés : couleur rouge vif « cochenille » de la peau.
- Signes respiratoires : encombrement bronchique, voire œdème pulmonaire.
- Signes cardiovasculaires : tachycardie, douleur angineuse, collapsus voire arrêt cardiaque.

» Facteurs de gravité de l'intoxication

- Intoxication prolongée.
- Femme enceinte.
- Enfant.
- Sujet âgé.

» Examens complémentaires : en urgence

- Examen diagnostique : dosage de la carboxyhémoglobine : doses toxiques (> 3 % en l'absence de tabagisme, > 10 % chez le fumeur).
- Bilan biologique complet devant être réalisé en urgence : NFS-plaquettes, ionogramme sanguin, urée,

créatinémie, hémostase (TP-TCA), gaz du sang, lactates, bilan hépatique.
- Bilan radiologique en cas de contexte de traumatisme.

Sur les lieux de l'intoxication, les secours procéderont au dosage de CO dans l'atmosphère.

Complications

- Décès dans 25 % des cas environ.
- Œdème pulmonaire, infarctus du myocarde.
- Pancréatite.
- Syndrome post-intervallaire : atteinte neurologique pouvant aller de la démence jusqu'à la récidive du coma et survenant entre la première et la troisième semaine.
- Séquelles neurologiques : altération de la conscience, amnésie, démence, paralysies périphériques, troubles psychiques.

Traitement : urgence vitale

- Retrait immédiat de l'atmosphère contaminée.
- Hospitalisation en urgence.
- Repos strict au lit. À jeun.
- Pose d'une voie veineuse périphérique de bon calibre.
- Prévenir les services municipaux et l'ARS pour affirmer la contamination et rechercher la source de la contamination.
- Prise en charge ventilatoire du patient :
  - oxygénothérapie précoce au masque ou sous couvert d'une intubation en cas de trouble de conscience;
  - **oxygénothérapie hyperbare** en caisson : traitement de choix qui permet la dissociation du monoxyde de carbone et de l'hémoglobine; d'autant plus efficace qu'elle est précoce (6 premières

heures); elle sera discutée en fonction de la gravité de l'intoxication ou du terrain à risque de complications;
    - traitement symptomatique.
- Indications de l'oxygénothérapie hyperbare :
    - perte de connaissance même brève;
    - signes neurologiques;
    - femme enceinte;
    - enfant.

Conduite à tenir IDE

En urgence.

Accueil du patient

COMPÉTENCE 1

Recueil des observations participant à la bonne connaissance de la santé du patient (interrogatoire ciblé, recherche d'allergies...).

Recherche d'intoxications associées.

Prise de constantes

COMPÉTENCE 1

Fréquence cardiaque (FC), fréquence respiratoire (FR), pression artérielle (PA) aux deux bras.

La mesure de la saturation de l'oxygène n'est d'aucune utilité dans l'intoxication au monoxyde de carbone. Elle est en effet normale !

Réalisation du bilan biologique selon prescription, ECG

COMPÉTENCE 2

Explication des examens

COMPÉTENCES 3 ET 6

Notamment de l'oxygénothérapie hyperbare.

Installation du patient

COMPÉTENCE 2

- Repos strict au lit. Rassurer le patient. Patient à jeun.
- Mise en route d'une oxygénothérapie.
- Mise en route du monitoring cardiaque (scope ECG, PA, SaO_2, FC, FR).
- Mise en place d'un dispositif de recueil des urines si besoin.
- Mise en place d'une voie d'abord périphérique.
- Réalisation d'un ECG.

Mise en route du traitement : oxygénothérapie

COMPÉTENCES 2 ET 4

Surveillance

COMPÉTENCE 2

Notamment des signes neurologiques.

Intoxication au monoxyde de carbone (CO)

Définition

Intoxication au monoxyde de carbone :
Gaz incolore, inodore et sans saveur.
Provient de toute combustion incomplète d'un composé carboné.

Diagnostic

Signes fonctionnels :
Céphalées vertiges, nausées, faiblesse musculaire.

Examen clinique :

- Signes neurologiques.
- Signes cutanés.
- Signes respiratoires.
- Signes cardiovasculaires.

Traitements

- Repos strict au lit, à jeun.
- Pose d'une VVP.
- Retrait immédiat de l'atmosphère contaminée.
- Prévenir les service municipaux et l'ARS.

Prise en charge ventilatoire :
Oxygénothérapie précoce au masque ou oxygénothérapie hyperbare en caisson.

Traitement symptomatique.

18 Intoxication aux salicylés (aspirine)

Pharmacologie

- Absorption : rapide.
- Doses toxiques : 10 g chez l'adulte.

Clinique

Les signes apparaissent en général 2 à 3 heures après la prise.

- Signes respiratoires : hyperventilation.
- Signes neurologiques :
  - céphalées ;
  - vertiges ;
  - hypoacousie ;
  - bourdonnement d'oreilles ;
  - photophobie ;
  - baisse d'acuité visuelle.
- Signes digestifs : nausées, vomissements.
- Épigastralgies.
- Hyperthermie.
- Signes biologiques :
  - troubles acido-basiques : alcalose respiratoire associée à une acidose métabolique ;
  - hypokaliémie ;
  - trouble de la glycémie : hyperglycémie puis hypoglycémie.

Traitement : urgence vitale

- Hospitalisation en urgence.
- Repos strict au lit. À jeun.
- Pose d'une voie veineuse périphérique de bon calibre.
- Puis, dans l'ordre :
  - libération des voies aériennes ;
  - oxygénation avec intubation en cas de troubles de conscience (acidose) ;
  - lavage gastrique puis charbon activé : intérêt dans les premières heures suivant l'ingestion ;
  - diurèse alcaline ;
  - épuration extrarénale dans les formes graves.

Conduite à tenir IDE

En urgence.

Accueil du patient

COMPÉTENCE 1

Recueil des observations participant à la bonne connaissance de la santé du patient (interrogatoire ciblé, recherche d'allergies...).

Prise de constantes

COMPÉTENCE 1

Fréquence cardiaque (FC), fréquence respiratoire (FR), pression artérielle (PA) aux deux bras, saturation en oxygène.

Réalisation du bilan biologique selon prescription, ECG

COMPÉTENCE 2

Installation du patient

COMPÉTENCE 2

» Repos strict au lit. Rassurer le patient. Patient à jeun.

» Assurer la liberté des voies aériennes.

- Mise en route d'une oxygénothérapie.
- Mise en route du monitoring cardiaque (scope ECG, PA, SaO_2, FC, FR).
- Mise en place d'un dispositif de recueil des urines si besoin.
- Mise en place d'une voie d'abord périphérique.
- Réalisation d'un ECG.

Lavage gastrique puis charbon activé

COMPÉTENCES 2 ET 4

Mise en route des traitements

COMPÉTENCES 2 ET 4

Surveillance

Compétence 2

19 Intoxication au paracétamol

L'intoxication au paracétamol est liée à la production en excès d'un métabolite de dégradation. Ce métabolite se lie normalement au glutathion et devient alors inoffensif. Lors de l'intoxication, il n'y a plus assez de glutathion pour se lier à ce métabolite qui, sous sa forme libre, présente une toxicité hépatique. La gravité est liée à cette atteinte hépatique.

- La sévérité de l'atteinte hépatique dépend de différents facteurs tels que la quantité ingérée, une atteinte hépatique préalable, la réserve de glutathion et sa capacité de renouvellement, la sévérité de la réaction inflammatoire au niveau des lésions hépatiques, etc.
- Cela explique la grande variabilité individuelle des réactions toxiques à une même dose de paracétamol.
- Absorption : rapide.
- Demi-vie : en moyenne de 2 heures.
- Doses toxiques : 150 mg/kg chez l'adulte et 200 mg/kg chez l'enfant.

Clinique

» Signes cliniques

À partir de la 24e heure.

- Signes digestifs :
  - nausées ;
  - vomissements.
- Signes neurologiques :
  - somnolence ;
  - confusion.
- Hyperthermie.

- Signes digestifs d'hépatite cytolytique :
  - douleur de l'hypochondre droit ;
  - ictère ;
  - signes hémorragiques ;
  - encéphalopathie.
- Signes biologiques :
  - augmentation de la bilirubine ;
  - baisse du TP et des facteurs de coagulation ;
  - thrombopénie.

» Diagnostic toxicologique

Dosage du taux sanguin à partir de H4 et toutes les 4 heures (gravité au-delà de 200 mg/l à la 4e heure).

Traitement : urgence vitale

- Hospitalisation en urgence.
- Repos strict au lit. À jeun.
- Pose d'une voie veineuse périphérique de bon calibre.
- Puis, dans l'ordre :
  - libération des voies aériennes ;
  - oxygénation avec intubation en cas de troubles de conscience ;
  - lavage gastrique efficace si réalisé dans les 4 premières heures ;
  - antidote : **N-acétyl-cystéine** efficace si débuté dans les 8 premières heures, per os ou IV ; la N-acétyl-cystéine permet de restaurer les réserves de glutathion qui peut ainsi fixer l'excès du métabolite toxique et le neutraliser ;
  - traitement des troubles électrolytiques.

Conduite à tenir IDE

En urgence.

Accueil du patient

COMPÉTENCE 1

» Recueil des observations participant à la bonne connaissance de la santé du patient (interrogatoire ciblé, recherche d'allergies...).
» Recherche d'intoxications associées.

Prise de constantes

COMPÉTENCE 1

» Fréquence cardiaque (FC), fréquence respiratoire (FR), pression artérielle (PA) aux deux bras, saturation en oxygène.
» Importance du monitorage ECG.

Réalisation du bilan biologique selon prescription, ECG

COMPÉTENCE 2

Lavage gastrique

COMPÉTENCES 2 ET 4

Installation du patient

COMPÉTENCE 2

» Repos strict au lit. Rassurer le patient. Patient à jeun.
» Assurer la liberté des voies aériennes.
» Mise en route d'une oxygénothérapie.
» Mise en route du monitoring cardiaque (scope ECG, PA, SaO_2, FC, FR).
» Mise en place d'un dispositif de recueil des urines si besoin.

- Mise en place d'une voie d'abord périphérique.
- Réalisation d'un ECG.

Mise en route des traitements

COMPÉTENCES 2 ET 4

Notamment de la N-acétyl-cystéine.

Surveillance

Compétence 2

20 Intoxication alcoolique aiguë

Pharmacologie

- Absorption : rapide.
- Doses létales : alcoolémie > 3 à 4 g/litre chez l'adulte.

Clinique

Les signes cliniques selon l'alcoolémie sont indiqués dans le tableau 20.1.

- Haleine caractéristique.
- Signes neurologiques :
  - troubles du comportement : excitation, agitation ;
  - troubles de l'équilibre, incoordination motrice ;
  - délire ;
  - coma calme ;
  - mydriase bilatérale peu réactive ;
  - crises convulsives (notamment en cas d'hypoglycémie).
- Signes respiratoires :
  - respiration stertoreuse ;
  - risque élevé d'inhalation bronchique lors des vomissements.
- Signes cardiovasculaires :
  - hypotension artérielle ;
  - hypothermie.
- Signes biologiques :
  - hypoglycémie ;
  - acidose.

TABLEAU 20.1 Signes cliniques selon l'alcoolémie.

Alcoolémie	Signes cliniques
0,2–0,5 g/l	Diminution de la coordination motrice fine, de l'attention, de l'acuité visuelle et auditive
0,5–1 g/l	Altération de la capacité de jugement et de la concentration, ralentissement du temps de réaction, altération de la perception des objets et de la vision spatiale
1–1,5 g/l	Troubles de l'équilibre, du langage, désinhibition
1,5–2,5 g/l	Léthargie, difficulté à tenir debout, vomissements
3 g/l	Amnésie, coma chez le non-dépendant
4 g/l	Dépression respiratoire et arrêt respiratoire, décès

Traitement : urgence vitale

- Hospitalisation en urgence.
- Repos strict au lit. À jeun.
- Puis, dans l'ordre :
  - libération des voies aériennes ;
  - oxygénation avec intubation en cas de troubles de conscience ;
  - pose d'une voie veineuse en présence de signes de déshydratation ou d'hypoglycémie ;
  - contrôle de la glycémie.

Conduite à tenir IDE

En urgence.

Accueil du patient

COMPÉTENCE 1

Recueil des observations participant à la bonne connaissance de la santé du patient (interrogatoire ciblé, recherche d'allergies...).

Prise de constantes

COMPÉTENCE 1

Fréquence cardiaque (FC), fréquence respiratoire (FR), pression artérielle (PA) aux deux bras, saturation en oxygène, **contrôle de la glycémie**.

Réalisation du bilan biologique selon prescription, ECG

COMPÉTENCE 2

Installation du patient

COMPÉTENCE 2

» Repos strict au lit. Rassurer le patient. Patient à jeun.
» Assurer la liberté des voies aériennes.
» Mise en route d'une oxygénothérapie.
» Mise en route du monitoring cardiaque (scope ECG, PA, SaO_2, FC, FR).
» Mise en place d'un dispositif de recueil des urines si besoin.
» Mise en place d'une voie d'abord périphérique.
» Réalisation d'un ECG.

Mise en route des traitements

COMPÉTENCES 2 ET 4

Apport de glucose en cas d'hypoglycémie.

Surveillance

COMPÉTENCE 2

Notamment par des glycémies capillaires répétées.

21 Intoxication aux antidépresseurs tricycliques

Pharmacologie

- Absorption : rapide et importante.
- Demi-vie : en moyenne de 20 heures.
- Effets pharmacologiques : action antidépressive.
- Doses toxiques : 0,5 g chez l'adulte.

Clinique

- Signes neurologiques :
  - coma agité ;
  - myoclonies ;
  - convulsions ;
  - réflexes ostéotendineux vifs ;
  - mydriase bilatérale.
- Signes cardiovasculaires (ils font la gravité de cette intoxication +++) :
  - tachycardie ;
  - hypotension artérielle pouvant aller jusqu'au choc cardiogénique.
- Signes ECG :
  - tachycardie sinusale ;
  - troubles du rythme ventriculaire : TV, voire FV ;
  - troubles de la conduction auriculo-ventriculaire par un effet dit « stabilisant de membrane » ;
  - bloc de branche.

Traitement : urgence vitale

- Hospitalisation en urgence.
- Repos strict au lit. À jeun.

- Pose d'une voie veineuse périphérique de bon calibre.
- Ensuite, dans l'ordre :
  - libération des voies aériennes ;
  - oxygénation avec intubation en cas de troubles de conscience ;
  - lavage gastrique suivi de l'administration de charbon activé le plus précocement possible dans les deux premières heures ;
  - traitement des convulsions ;
  - traitement des troubles électrolytiques : notamment surveillance de la kaliémie ;
  - traitement des troubles du rythme ;
  - traitement des troubles de conduction par du lactate de sodium molaire.

Conduite à tenir IDE

En urgence.

Accueil du patient

COMPÉTENCE 1

» Recueil des observations participant à la bonne connaissance de la santé du patient (interrogatoire ciblé, recherche d'allergies...).

» Recherche d'intoxications associées.

Prise de constantes

COMPÉTENCE 1

» Fréquence cardiaque (FC), fréquence respiratoire (FR), pression artérielle (PA) aux deux bras, saturation en oxygène.

» Importance du monitorage ECG.

Réalisation du bilan biologique selon prescription, ECG

COMPÉTENCE 2

Lavage gastrique et charbon activé

COMPÉTENCES 2 ET 4

Installation du patient

COMPÉTENCE 2

- Repos strict au lit. Rassurer le patient. Patient à jeun.
- Assurer la liberté des voies aériennes.
- Mise en route d'une oxygénothérapie.
- Mise en route du monitoring cardiaque (scope ECG, PA, SaO_2, FC, FR).
- Mise en place d'un dispositif de recueil des urines si besoin.
- Mise en place d'une voie d'abord périphérique.
- Réalisation d'un ECG.

Mise en route des traitements

COMPÉTENCES 2 ET 4

Surveillance

COMPÉTENCE 2

Notamment des signes neurologiques.

22 Intoxication aux benzodiazépines

Intoxication fréquente mais souvent bien tolérée si elle est isolée. Ses effets sont potentialisés par la prise concomitante d'alcool.

Pharmacologie

- Absorption : rapide avec un pic en 1 à 2 heures.
- Demi-vie : de 3 à plus de 50 heures selon le type de benzodiazépine.
- Effets pharmacologiques : action anxiolytique, sédative, hypnotique, anticonvulsivante et myorelaxante.
- Doses toxiques : de 0,1 à 0,5 g chez l'adulte.

Clinique

- Signes neurologiques :
  - coma de profondeur variable, calme, hypotonique ;
  - absence d'anomalies pupillaires ;
  - diplopie par relaxation de la musculature oculaire.
- Signes cardiovasculaires :
  - hypotension artérielle ;
  - tachycardie.
- Signes respiratoires : dépression respiratoire.

Traitement : urgence vitale

- Hospitalisation en urgence.
- Repos strict au lit. À jeun.
- Pose d'une voie veineuse périphérique de bon calibre.
- Puis, dans l'ordre :
  - libération des voies aériennes ;

- oxygénation avec intubation en cas de troubles de conscience ;
- pas de lavage gastrique en cas d'intoxication pure aux benzodiazépines ;
- décontamination digestive, pas de charbon activé sauf si intoxication datant de moins de 2 heures ;
- **antidote** : **flumazénil** (Anexate®) : antagonistes spécifiques. Test diagnostique. Attention au risque de convulsions.

Conduite à tenir IDE

En urgence.

Accueil du patient

COMPÉTENCE 1

» Recueil des observations participant à la bonne connaissance de la santé du patient (interrogatoire ciblé, recherche d'allergies…).

» Recherche d'intoxications associées.

Prise de constantes

COMPÉTENCE 1

Fréquence cardiaque (FC), fréquence respiratoire (FR), pression artérielle (PA) aux deux bras, saturation en oxygène.

Réalisation du bilan biologique selon prescription, ECG

COMPÉTENCE 2

Charbon activé en cas d'intoxication de moins de 2 heures

COMPÉTENCES 2 ET 4

Installation du patient

COMPÉTENCE 2

- Repos strict au lit. Rassurer le patient. Patient à jeun.
- Assurer la liberté des voies aériennes.
- Mise en route d'une oxygénothérapie.
- Mise en route du monitoring cardiaque (scope ECG, PA, SaO_2, FC, FR).
- Mise en place d'un dispositif de recueil des urines si besoin.
- Mise en place d'une voie d'abord périphérique.
- Réalisation d'un ECG.

Mise en route du traitement

COMPÉTENCES 2 ET 4

Test diagnostique à l'Anexate®.

Surveillance

COMPÉTENCE 2

Notamment des signes neurologiques.

23 Intoxication aux barbituriques

Pharmacologie

- Demi-vie : de 4 à plus de 90 heures selon le type de barbiturique.
- Effets pharmacologiques : action hypnotique, anti-convulsivante et myorelaxante.
- Doses toxiques : 0,5 g chez l'adulte.

Clinique

- Signes neurologiques :
  - coma précédé d'une phase ébrieuse : « ivresse barbiturique », coma aréactif, hypotonique ;
  - myosis.
- Signes cardiovasculaires :
  - hypotension artérielle ;
  - tachycardie ou bradycardie.
- Hypothermie.
- Signes respiratoires : dépression respiratoire.

Traitement : urgence vitale

- Hospitalisation en urgence.
- Repos strict au lit. À jeun.
- Pose d'une voie veineuse périphérique de bon calibre.
- Puis, dans l'ordre :
  - libération des voies aériennes ;
  - oxygénation avec intubation en cas de troubles de conscience ;
  - pose d'une voie veineuse ;

- lavage gastrique suivi de l'administration de charbon activé le plus précocement possible dans les deux premières heures ;
- diurèse osmotique alcaline ;
- épuration extrarénale ;
- lutte contre l'hypothermie.

Conduite à tenir IDE

En urgence.

Accueil du patient

COMPÉTENCE 1

» Recueil des observations participant à la bonne connaissance de la santé du patient (interrogatoire ciblé, recherche d'allergies...).

» Recherche d'une intoxication associée.

Prise de constantes

COMPÉTENCE 1

Fréquence cardiaque (FC), fréquence respiratoire (FR), pression artérielle (PA) aux deux bras, saturation en oxygène.

Réalisation du bilan biologique selon prescription, ECG

COMPÉTENCE 2

Lavage gastrique et charbon activé

COMPÉTENCES 2 ET 4

Installation du patient

COMPÉTENCE 2

» Repos strict au lit. Rassurer le patient. Patient à jeun.

» Assurer la liberté des voies aériennes.

» Mise en route d'une oxygénothérapie.

» Mise en route du monitoring cardiaque (scope ECG, PA, SaO_2, FC, FR).

- Mise en place d'un dispositif de recueil des urines si besoin.
- Mise en place d'une voie d'abord périphérique.
- Réalisation d'un ECG.

Mise en route du traitement

COMPÉTENCES 2 ET 4

Diurèse osmotique, préparation du patient pour la dialyse si besoin.

Surveillance

COMPÉTENCE 2

Notamment des signes neurologiques.

24 Brûlures

Définition

Les brûlures peuvent être d'origine thermique, électrique ou chimique, plus rarement par rayonnements ionisants.

Les plus fréquentes sont les brûlures d'origine thermique.

Épidémiologie

Les principales causes sont d'origine domestique (70 %), liées à des accidents du travail (20 %) puis plus rarement lors de loisirs, d'accidents de la voie publique ou de tentatives de suicide.

Physiopathologie

- Les brûlures vont entraîner non seulement un retentissement local, mais aussi général par leur étendue, mettant en jeu le pronostic vital.
- Sur le plan général, on distingue trois périodes dans l'évolution des brûlures :
  - la période initiale : période du choc hypovolémique, dominant le tableau lors des 72 premières heures ; c'est la période nécessitant les soins de réanimation ;
  - la période de résorption des œdèmes : vers le 3e ou 4e jour ;
  - la période secondaire dite de « maladie des brûlés » : période la plus longue, débutant à la fin de la première semaine jusqu'à la guérison ou le décès ; les deux phénomènes pathologiques les plus importants sont l'**infection** et la **dénutrition**.

- Sur le plan local :
  - phase de détersion : correspond à l'élimination des tissus nécrosés ;
  - phase de cicatrisation : correspond à la réépithélialisation de la zone brûlée.

Diagnostic

» Examen local

- Profondeur de la brûlure :
  - brûlure du premier degré : simple érythème douloureux pendant 24 à 48 heures ;
  - brûlure du deuxième degré : phlyctène séreuse au milieu d'une zone érythémateuse, douleur spontanée vive ;
  - brûlure du troisième degré : escarre de coloration brune, parfois noire ; l'anesthésie est totale.
- Superficie de la brûlure (règle des « 9 » de Wallace, figure 24.1) :
  - tête et cou : 9 % ;
  - tronc, face antérieure : 2 × 9 % ;
  - face postérieure : 2 × 9 % ;
  - membres supérieurs : 2 × 9 % ;
  - membres inférieurs : 2 × 18 % ;
  - organes génitaux externes : 1 %.
- Siège de la brûlure. Il est déterminant quant au pronostic de celle-ci, pouvant engager :
  - le pronostic vital d'emblée, en cas de brûlure de la face ;
  - le pronostic fonctionnel : atteinte des articulations ;
  - le pronostic esthétique : atteinte d'une zone visible.

» Examen général

Dès qu'elle dépasse 10 % à 15 % chez l'adulte, la brûlure engendre des désordres généraux susceptibles d'entraîner le décès du patient.

Bras	9 %
Tête	9 %
Cou	1 %
Jambes	18 %
Partie antérieure du tronc	18 %
Partie postérieure du tronc	18 %

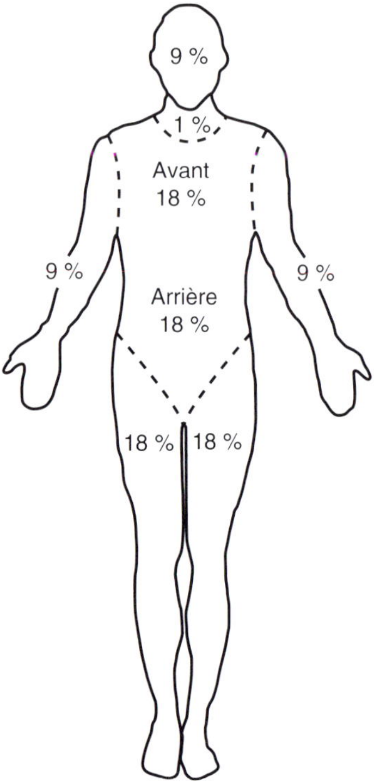

FIGURE 24.1. **Règle des « 9 » de Wallace.**

Il faut rechercher des complications immédiates : hémodynamiques, respiratoires, ischémiques...

» Examens complémentaires : en urgence

La prescription des bilans doit être toujours justifiée compte tenu de l'accès veineux souvent difficile chez ces patients.

- Un bilan biologique complet doit être réalisé en urgence : NFS-plaquettes, ionogramme sanguin, urée, créatinémie, protidémie, bilan hépatique, gaz du sang, hémostase (TP-TCA), groupe sanguin, Rhésus, RAI.

- Bilan bactériologique : prélèvements cutanés, sanguins, urinaires, sur cathéter...
- Bilan radiologique : selon les lésions; radiographie pulmonaire systématique.

Complications

» Complications précoces : complications surtout générales

On peut observer des complications :

- de surcharge : œdème lésionnel;
- infectieuses : souvent gravissimes;
- pulmonaires;
- digestives : ulcère, hémorragie digestive... ;
- rénales : insuffisance rénale fonctionnelle ou organique;
- neurologiques : pouvant aller jusqu'au coma;
- thrombo-emboliques : phlébite, embolie pulmonaire.

» Complications tardives : essentiellement d'ordre esthétique et fonctionnel

- Séquelles cutanées : trouble de la sensibilité, hypertrophie cicatricielle, **rétractations**.
- Séquelles articulaires : raideurs, positions vicieuses...
- Séquelles tendineuses : rétractations surtout.

Traitement : urgence vitale médicochirurgicale

Le traitement débute sur les lieux même de l'accident et pendant le transport.

Le but est double : assurer une couverture cutanée et débuter les mesures de réanimation.

Dans tous les cas : prophylaxie antitétanique systématique.

» Traitements de réanimation

- Hospitalisation en urgence.
- Traitement des perturbations hydroélectriques; but : prévention du choc hypovolémique.

- Traitement des troubles métaboliques : hypernutrition.
- Prévention et traitement des infections.
- Antalgiques, anxiolytiques.

» Traitements locaux

- Traitement conservateur (détersion, bourgeonnement puis greffe) :
  - nettoyage : ablation des souillures, excision des tissus nécrosés ;
  - pansements : soit pansement occlusif, soit exposition à l'air ;
  - détersion : ablation des zones escarrifiées pour obtenir un tissu sain apte à la greffe ;
  - greffe (autogreffe mince) : seule façon d'obtenir la cicatrisation des brûlures profondes ; habituellement effectuée vers le 21e jour.
- Traitement radical : excision-greffe ; c'est l'excision précoce des tissus brûlés suivie immédiatement d'une autogreffe.
- Aponévrotomie de décharge : le but est d'éviter l'ischémie des membres en levant l'effet garrot lié à l'œdème.

» Mesures générales

- Traitement des lésions associées.
- Nursing +++.
- Rééducation.
- Prise en charge psychologique.
- Kinésithérapie.
- Pose d'une voie veineuse périphérique de bon calibre.
- Scope : FR, PA, ECG.

Conduite à tenir IDE

En urgence.

Accueil du patient

COMPÉTENCE 1

Recueil des observations participant à la bonne connaissance de la santé du patient (interrogatoire ciblé, recherche d'allergies...).

Prise de constantes

COMPÉTENCE 1

Fréquence cardiaque (FC), fréquence respiratoire (FR), pression artérielle (PA) aux deux bras, saturation en oxygène (SaO_2) en air ambiant.

Évaluer la tolérance de la douleur (échelle EVA)

COMPÉTENCE 1

Réalisation du bilan biologique selon prescription, ECG

COMPÉTENCE 2

Explication des examens complémentaires radiologiques

COMPÉTENCES 3 ET 6

Installation du patient

COMPÉTENCE 2

- Repos strict au lit. Rassurer le patient.
- Mise en route d'une oxygénothérapie.
- Mise en route du monitoring cardiaque (scope ECG, PA, SaO_2, FC, FR).
- Mise en place d'un dispositif de recueil des urines si besoin.
- Mise en place d'une voie d'abord périphérique.
- Réalisation d'un ECG.

Mise en route du traitement médicamenteux

COMPÉTENCES 2 ET 4

Réalisation des pansements selon la prescription avec une asepsie stricte (+++)

COMPÉTENCES 2 ET 4

Surveillance

COMPÉTENCE 2

Brûlures

Définition

Brûlures :
Origine thermique ou électrique ou chimique ou rayonnements ionisants (rare).

Diagnostic

Examen local :
- Profondeur de la brûlure.
- Superficie (règle des « 9 » de Wallace).
- Siège de la brûlure.

Traitements

- Urgence vitale médicochirurgicale.
- Début sur les lieux de l'accident et le transport.

Réanimation :
- Traitement des perturbation hydroélectrolectriques.
- Traitements métaboliques.
- Prévention et traitements des infections.
- Antalgiques, anxiolytiques.

Traitement locaux :
Conservation, nettoyage, pansement, détersion, traitement radical, aponévrotomie de décharge.

25 Coma

Définition

Le coma est défini par la suppression de la vigilance et de la conscience.

En pratique, cet état est caractérisé par :

- l'absence d'ouverture des yeux, quelle que soit la stimulation ;
- l'absence d'expression verbale ;
- l'absence de réponse motrice aux ordres.

La prise en charge d'un patient comateux est une urgence.

Il est important d'apprécier le niveau d'altération de la conscience et son évolution dans le temps. Pour cela, différents scores ont été proposés, le plus couramment utilisé étant le score de Glasgow initialement créé pour la surveillance des traumatisés crâniens.

Ce score permet une cotation de la vigilance et de la conscience en fonction de trois items :

- l'ouverture des yeux ;
- la réponse motrice ;
- la réponse verbale.

Le score va de 3 (coma profond) à 15 (état de conscience normale).

Étiologies

Les étiologies des comas sont très nombreuses. Schématiquement, on peut les regrouper ainsi :

- les causes traumatiques : hématome sous-dural aigu, hématome extradural ;

- les causes métaboliques ou carentielles :
  - hypoglycémies ;
  - troubles ioniques, notamment les troubles de la natrémie et de la calcémie ;
  - acidocétose diabétique ou coma hyperosmolaire ;
  - insuffisance surrénalienne... ;
- les causes toxiques :
  - intoxication alcoolique aiguë ;
  - intoxication médicamenteuse ;
  - surdosage chez le toxicomane ;
  - intoxication au monoxyde de carbone ;
- les accidents vasculaires cérébraux ;
- les causes infectieuses : méningo-encéphalites virales ou bactériennes, neuropaludisme... ;
- les causes comitiales : coma post-critique ou état de mal généralisé.

> Il ne faut pas perdre de vue que les causes peuvent être multiples (intoxication alcoolique et traumatisme, par exemple).

Diagnostic

» Anamnèse

L'interrogatoire est essentiel au diagnostic étiologique ; il faut donc faire appel au témoignage des services de secours, des témoins, de l'entourage...

» Examen clinique

- Appréciation des grandes fonctions vitales :
  - appréciation de l'état respiratoire : cyanose, encombrement bronchique, FR, saturation en oxygène ;
  - évaluation de l'état circulatoire : PA, FC, signes de choc... ;
  - prise de la température.

- Recherche de signes orientant vers l'étiologie : signes de traumatisme crânien, signes d'infection, syndrome méningé, signes d'intoxication (piqûre, odeur d'alcool…).
- Examen neurologique complet : étude de la motricité, du tonus musculaire, des réflexes, examen de la photomotricité…

» Examens complémentaires : en urgence

Bilan biologique

- Un bilan biologique complet doit être réalisé en urgence :
  - NFS-plaquettes, ionogramme sanguin, glycémie, calcémie, urée, créatinémie, hémostase (TP-TCA), bilan hépatique complet ;
  - gaz du sang ;
  - alcoolémie ;
  - recherche de toxiques dans le sang et les urines ;
  - hémocultures.
- D'autres examens sont réalisés selon le contexte étiologique :
  - ponction lombaire ;
  - dosage de CO (monoxyde de carbone) ;
  - frottis sanguin-goutte épaisse…

Bilan radiologique

Selon le contexte, on effectue :

- radiographie du thorax, du crâne, du rachis… ;
- scanner cérébral ou IRM cérébrale.

Autres examens

Électroencéphalogramme.

Traitement

- Quelle que soit la cause du coma, le patient doit être hospitalisé dans une unité de réanimation.
- Urgence vitale.
- Hospitalisation en urgence.

» Traitement symptomatique

Il a deux objectifs :

- contrôle des fonctions vitales ;
- prévention des complications de décubitus.

En pratique :

- apports hydro-électrolytiques adaptés aux ionogrammes ;
- apports vitaminiques (B1, B6, PP, phosphore, polyvitamines) ;
- ventilation optimale : ventilation assistée si besoin, aspirations bronchiques… ;
- apports caloriques par la sonde gastrique (2 000 kcal par jour) ;
- matelas anti-escarres ;
- kinésithérapie passive au lit ;
- prévention des phlébites (anticoagulation préventive).

» Traitement étiologique

Il dépend de la cause.

Conduite à tenir IDE

En urgence.

Accueil du patient

COMPÉTENCE 1

Recueil des observations participant à la bonne connaissance de la santé du patient.

Prise de constantes

COMPÉTENCE 1

Fréquence cardiaque (FC), fréquence respiratoire (FR), pression artérielle (PA) aux deux bras, saturation en oxygène (SaO_2).

Réalisation du bilan biologique selon prescription, ECG

COMPÉTENCE 2

Installation du patient

COMPÉTENCE 2

- Installation en décubitus dorsal, le buste légèrement en proclive.
- Mise en route d'une oxygénothérapie adaptée aux besoins.
- Mise en route du monitoring cardiaque (scope ECG, PA, SaO_2, FC, FR).
- Mise en place d'un dispositif de recueil des urines.
- Mise en place d'une voie d'abord veineuse et artérielle si besoin.
- Réalisation d'un ECG.

Mise en route du traitement médicamenteux en fonction de la cause

COMPÉTENCES 2 ET 4

Surveillance

COMPÉTENCE 2

Coma

Définition

Coma :
Suppression de la vigilance et de la conscience.

Diagnostic

Anamnèse :
Interrogatoire → Diagnostic étiologique.

Examen clinique :
Appréciation des grandes fonctions vitales :

- Appréciation de l'état respiratoire.
- Évaluation de l'état circulatoire.
- Température.
- Recherches signes orientant l'étiologie.
- Examen neurologique.

Traitements

Traitement symptomatique :
Deux objectifs :

- Contrôle des fonctions vitales.
- Prévention des complications de décubitus.

Traitement étiologique :
Dépend de la cause.

26 Détresse respiratoire aiguë

Définition

État pathologique aigu responsable d'une hypoxémie sévère (PaO_2 <60 mmHg), mettant en jeu le pronostic vital à court terme.

Diagnostic

» Signes fonctionnels

Le symptôme principal et essentiel est la dyspnée.

» Examen clinique

L'examen clinique est fondamental, il a deux objectifs :

- évaluer la gravité de la détresse respiratoire ;
- chercher des signes orientant vers l'étiologie.

Les signes cliniques de gravité se regroupent en trois catégories : respiratoires, hémodynamiques et neurologiques.

- Signes respiratoires de gravité :
  - polypnée > 40/min ;
  - cyanose ;
  - sueurs profuses ;
  - signes de fatigue respiratoire :
    - contracture des muscles abdominaux à l'expiration ;
    - tirage inspiratoire : utilisation des muscles respiratoires accessoires (intercostaux, sternocléidomastoïdiens) ;
    - respiration abdominale paradoxale (asynchronisme du thorax et de l'abdomen, signe d'un épuisement majeur) ;
    - inefficacité de la toux.

- Signes hémodynamiques de gravité :
  - tachycardie > 120/min ;
  - collapsus avec PA systolique < 80 mmHg ;
  - signes d'insuffisance cardiaque droite (turgescence jugulaire, reflux hépatojugulaire, œdèmes des membres inférieurs).
- Signes neurologiques de gravité :
  - angoisse ;
  - agitation ou au contraire torpeur ;
  - astérixis (tremblement des extrémités) ;
  - au maximum, coma.

L'existence de signes de gravité impose une prise en charge urgente et une hospitalisation en réanimation.

Étiologies

Les causes de détresse respiratoire sont nombreuses. Schématiquement, on peut les classer de la façon suivante.

Dyspnée laryngée

- Dyspnée **inspiratoire** bruyante.
- Les causes sont nombreuses : œdème de Quincke, cancer des voies aériennes supérieures, inhalation de corps étranger (notamment chez l'enfant).

Décompensation respiratoire aiguë d'une insuffisance respiratoire chronique

- Les causes de cette décompensation sont les mêmes que chez les sujets non insuffisants respiratoires (cf. ci-dessous).
- À la différence des autres patients, il existe souvent une **hypercapnie** sur les gaz du sang avec une acidose respiratoire.

L'oxygénothérapie de ces patients doit être réalisée à faible débit (1 à 2 litres/min), afin d'éviter l'aggravation de l'hypercapnie.

Détresses respiratoires aiguës avec radiographie de thorax anormale (causes les plus fréquentes)

- Œdème aigu pulmonaire.
- Pneumopathie infectieuse.
- Pneumothorax.
- Pleurésies.

Détresses respiratoires aiguës avec radiographie de thorax normale (causes les plus fréquentes)

- Embolie pulmonaire.
- Tamponnade péricardique.
- Asthme aigu grave.
- Intoxication médicamenteuse et autres causes de coma.

Examens complémentaires : en urgence

Ils ont pour but d'apprécier la gravité et de recherche l'étiologie de la détresse respiratoire.

- Bilan classique : NFS, hémostase, glycémie, ionogramme sanguin, CRP, ECG...
- Deux examens sont essentiels :
  - gaz du sang ;
  - radiographie de thorax ou scanner thoracique.

Traitement : urgence vitale

- Hospitalisation en urgence.
- Mesures symptomatiques :
  - repos strict au lit en position semi-assise ;
  - patient à jeun ;
  - oxygénothérapie.

- Pose d'une voie veineuse périphérique de bon calibre.
- Scope : saturation en oxygène, FR, FC, PA, ECG.

L'**oxygénothérapie** doit être adaptée au besoin : aux lunettes, au masque à haute concentration, ventilation non invasive au masque ou intubation pour une ventilation mécanique.

Attention : pas plus de 2 litres/min de débit chez le patient BPCO.

Traitement étiologique

En fonction de la cause.

Conduite à tenir IDE

En urgence.

Accueil du patient

COMPÉTENCE 1

Recueil des observations participant à la bonne connaissance de la santé du patient : interrogatoire ciblé, recherche d'allergies, antécédents de BPCO.

Prise de constantes

COMPÉTENCE 1

Saturation en oxygène (SaO_2), fréquence cardiaque (FC), fréquence respiratoire (FR), pression artérielle (PA) aux deux bras.

Évaluer la tolérance

COMPÉTENCE 1

Recherche les signes de gravité respiratoires, hémodynamiques et neurologiques.

Réalisation du bilan

COMPÉTENCE 2

Selon prescription : ECG, gaz du sang et radiographie pulmonaire.

Explication des examens complémentaires radiologiques

COMPÉTENCES 3 ET 6

Installation du patient

COMPÉTENCE 2

- Repos strict au lit.
- Position semi-assise.
- Rassurer le patient : temps capital de la prise en charge infirmière, car toute anxiété aggrave la détresse respiratoire.
- Patient à jeun.
- Mise en route d'une oxygénothérapie adaptée à la saturation (attention chez le patient BPCO).
- Mise en place d'une voie d'abord périphérique.
- Mise en route du monitoring cardiaque (scope ECG, PA, SaO_2, FC, FR).
- Mise en place d'un dispositif de recueil des urines si besoin.
- Réalisation d'un ECG.

Mise en route du traitement médicamenteux

COMPÉTENCES 2 ET 4

Surveillance

COMPÉTENCE 2

Notamment des paramètres ventilatoires (FR, saturation), hémodynamiques (PA), neurologiques (état de conscience).

Définition

Détresse respiratoire aiguë :
État pathologique aigu responsable d'une hypoxémie sévère ($PaO_2 < 60$ mmHg), mettant en jeu le pronostic vital à court terme.

Diagnostic

Signes fonctionnels :
Dyspnée.

Détresse respiratoire aiguë

Traitements

Urgence vitale :

- Hospitalisation en urgence.
- Mesures symptomatiques : repos strict au lit, position semi-assise, à jeun.
- Pose VVP.
- Scope.

Traitement étiologique :
Selon la cause, oxygénothérapie adaptée aux besoins

27 Hypothermie accidentelle

Définition

L'hypothermie est définie par un abaissement de la température centrale en dessous de 35 °C.

Étiologies

Les causes les plus fréquentes sont :

- les accidents d'immersion ;
- les accidents de montagne.

Il est important de noter que les petits enfants ainsi que les personnes âgées luttent moins bien contre l'abaissement de la température et sont donc plus sensibles à l'hypothermie.

C'est une pathologie fréquemment rencontrée chez les personnes sans domicile, notamment lors de la période hivernale.

Les causes d'hypothermie non accidentelles sont nombreuses : hypothyroïdie, choc septique, grands brûlés, intoxication alcoolique, intoxication médicamenteuse, intoxication au monoxyde de carbone…

Clinique

La présentation clinique dépend de la profondeur de l'hypothermie.

- Les signes cliniques initiaux sont : pâleur, froideur cutanée, frissons, PA élevée.
- Puis, aux environs de 30 °C, apparition d'une cyanose.
- En dessous de 30 °C apparaissent les troubles de conscience à type d'obnubilation avec lenteur des mouvements et dysarthrie.

- Entre 25 °C et 30 °C, on peut observer des troubles du rythme ventriculaire (TV, FV).
- En dessous de 25 °C, apparition d'un coma avec myosis et abolition des réflexes ostéotendineux : bradypnée et bradycardie.

Les troubles du rythme cardiaque sont le risque majeur : initialement, on observe une bradycardie pouvant être importante.

Examens complémentaires

- Un bilan biologique complet doit être réalisé en urgence : NFS-plaquettes, ionogramme sanguin, urée, créatinémie, hémostase (TP-TCA), gaz du sang avec dosage des lactates.
- ECG : examen très important à la recherche de signes d'hypothermie : bloc auriculo-ventriculaire, bloc de branche, onde J (pathognomonique de l'hypothermie).

Traitement : urgence vitale

- Hospitalisation en urgence.
- Repos strict au lit. À jeun.

Première étape : réchauffement externe

- Couverture de survie.
- Ôter les vêtements du patient surtout s'ils sont mouillés.
- Remplissage par macromolécules.
- Oxygénothérapie.
- Ce réchauffement externe doit être très progressif (0,5 à 1 °C par heure) pour éviter le collapsus de réchauffement.

Deuxième étape : réchauffement interne

En cas d'hypothermie plus sévère :

- tube thermique œsophagien avec circulation de liquide chaud ;

- circulation extracorporelle (très efficace) ;
- dialyse péritonéale avec un dialysat chauffé ;
- ventilation mécanique avec du gaz réchauffé.

Surveillance

Surveillance et traitement de tout trouble du rythme cardiaque.

Conduite à tenir IDE

En urgence.

Accueil du patient

COMPÉTENCE 1

Recueil des observations participant à la bonne connaissance de la santé du patient (interrogatoire ciblé, recherche d'allergies...).

Prise de constantes

COMPÉTENCE 1

Fréquence cardiaque (FC), fréquence respiratoire (FR), pression artérielle (PA) aux deux bras, saturation en oxygène (SaO_2) en air ambiant.

Réalisation du bilan biologique selon prescription, ECG

COMPÉTENCE 2

Explication des examens et des traitements

COMPÉTENCES 3 ET 6

Installation du patient

COMPÉTENCE 2

» Repos strict au lit. Rassurer le patient. Patient à jeun. Enlever les vêtements du patient.

» Mise en place des mesures de réchauffement externe sans délai (couverture).

- Mobiliser le moins possible le patient (risque de troubles du rythme cardiaque).
- Mise en route d'une oxygénothérapie.
- Mise en route du monitoring cardiaque (scope ECG, PA, SaO_2, FC, FR).
- Mise en place d'un dispositif de recueil des urines si besoin.
- Mise en place d'une voie d'abord périphérique.
- Réalisation d'un ECG.

Mise en route du traitement

COMPÉTENCES 2 ET 4

Réchauffement externe avec ou sans réchauffement interne.

Surveillance

COMPÉTENCE 2

- Efficacité des mesures de réchauffement : ne pas réchauffer trop rapidement le patient (risque de collapsus).
- Prise régulière de la température.
- Surveillance de l'ECG (risque de trouble du rythme).

28 Polytraumatisé

Définition

Le polytraumatisé est un blessé grave, atteint de plusieurs lésions dont une au moins met en jeu le pronostic vital à court terme.

Les objectifs de la prise en charge initiale de ce type de blessé sont triples :

- suppléer les fonctions vitales défaillantes ;
- diagnostiquer les lésions dont la prise en charge est prioritaire ;
- orienter le blessé vers la structure la plus adaptée à sa prise en charge.

Épidémiologie

En France, les polytraumatismes sont principalement dus à des accidents de la voie publique ou du travail. Dans la majorité des cas, il s'agit de traumatismes fermés. Ces patients sont le plus souvent pris en charge sur les lieux mêmes de l'accident par une équipe médicalisée du service d'aide médicale d'urgence (SAMU).

Prise en charge initiale

Réanimation initiale : suppléance des fonctions vitales défaillantes.

» Recherche d'un arrêt cardiorespiratoire

L'existence d'un arrêt cardiorespiratoire d'emblée est de très mauvais pronostic. Il impose la réalisation d'une réanimation cardiorespiratoire de base. Son existence peut être la cause d'une atteinte respiratoire, circulatoire ou neurologique qui doit aussi être prise en charge.

» Réanimation respiratoire

Cette détresse doit être prise en charge en tout premier lieu. Ses causes sont multiples : traumatisme crânien, traumatisme thoracique (volet thoracique, hémothorax, pneumothorax, contusion pulmonaire...). Le but de la prise en charge initiale est de maintenir une oxygénation suffisante :

- libération des voies aériennes ;
- intubation endotrachéale : les indications de l'intubation sont très larges, permettant de libérer les voies aériennes et de les protéger de tout risque d'inhalation.

» Réanimation circulatoire

Elle a pour objectif de maintenir une pression artérielle suffisante pour assurer une pression de perfusion des organes et donc un apport en oxygène suffisant.

La cause de défaillance circulatoire la plus fréquente en cas de polytraumatisme est l'hémorragie aiguë qui, le plus souvent, n'est pas extériorisée.

Cette réanimation ne doit pas retarder le transport à l'hôpital où peut être réalisée une hémostase chirurgicale.

En pratique :

- il faut mettre en place une voie veineuse périphérique de bon calibre, permettant la perfusion rapide de macromolécules ;
- la transfusion préhospitalière est peu utilisée ;
- l'utilisation de vasoconstricteurs comme l'adrénaline permet de maintenir la pression artérielle.

Ces mesures doivent s'accompagner de mesures simples : réalignement des membres fracturés, compression d'une plaie artérielle...

» Évaluation de la détresse neurologique

L'évaluation neurologique du polytraumatisé est fondamentale et doit être réalisée après contrôle de l'état ventilatoire et circulatoire.

L'évaluation neurologique comprend systématiquement :

- l'évaluation du score de Glasgow ;
- la recherche d'un déficit asymétrique témoignant d'un processus intracérébral ;
- la recherche d'une lésion médullaire.

> Un score de Glasgow < 8 nécessite le recours à l'intubation.

» Diagnostic des lésions les plus graves

Une fois que les détresses vitales ont été évaluées et que leur traitement a débuté, il est nécessaire de compléter l'examen clinique :

- examen du crâne : recherche une fracture, une embarrure, un hématome, une hémorragie ;
- rachis cervical : il doit être palpé avec précaution et **immobilisé systématiquement** ;
- examen du thorax : recherche des points d'impact, une atteinte pleurale ou parenchymateuse pulmonaire ;
- examen abdominal : recherche une défense, un épanchement ;
- examen des membres : recherche une fracture ;
- examen du bassin et des fosses lombaires.

Au terme de cet examen, le bilan lésionnel est dressé afin de conduire le patient vers la structure la plus adaptée à sa prise en charge.

Transport du patient vers une structure adaptée

» Mise en condition du patient

- Immobilisation systématique dans un matelas, permettant ainsi une contention efficace des membres et du rachis.
- Prévention de l'hypothermie par une couverture chauffante.
- Prévention des infections : mesures simples de désinfection des plaies, pansements protecteurs.

- Analgésie ou sédation systématiques chez ces patients.

» Monitorage

Surveillance continue : clinique :

- état cardiorespiratoire et neurologique ;
- ECG (scope) ;
- pression artérielle au brassard ;
- saturation.

» Transport du patient vers un centre adapté

Conduite à tenir IDE

En urgence, la prise en charge d'un polytraumatisé en extra-hospitalier nécessite une collaboration très étroite entre le médecin et l'infirmier·e pour une prise en charge optimale du patient.

Il n'y a pas de conduite à tenir IDE spécifique puisque c'est une prise en charge en équipe, chacun devant connaître parfaitement le matériel et la place de chaque médicament nécessaire.

Le rôle de l'infirmier·e est fondamental :

- » dans la prise en charge active ;
- » dans la surveillance du patient.

Prise en charge active

COMPÉTENCES 1, 2 ET 4

- » Participation à la réanimation cardiorespiratoire du patient.
- » Participation à l'intubation du patient.
- » Mise en place des voies d'abord, permettant l'administration des solutés et des drogues.
- » Participation à la mise en condition du patient.

Surveillance du patient

COMPÉTENCE 2

- » Préparation du patient pour le transport.
- » Surveillance des constantes pendant le transport.

Définition

Polytraumatisé :
Blessé grave, atteint de plusieurs lésions dont une au moins met en jeu le pronostic vital à court terme.

Diagnostic

Examens clinique :
- Examen du crâne.
- Examen du thorax.
- Examen abdominal.
- Examen des membres.
- Examen du bassin.

Polytraumatisé

Transport

Mise en condition :
Immobilisation.
Prévention de l'hypothermie.
Prévention des infections.
Analgésie ou sédation.

Monitorage :
Surveillance continue.

Prise en charge initiale

- Réanimation initiale : suppléance des fonctions vitales défaillantes.
- Recherche d'un ACR.
- Réanimation respiratoire.
- Réanimation circulatoire.
- Évaluation de la détresse neurologique

Partie

5

Examens et gestes techniques

29 Chariot d'urgence

L'infirmier·e doit être en mesure à tout moment de prendre en charge un patient qui présente une détresse vitale. Il ou elle a pour cela à sa disposition du matériel qu'il ou elle doit être capable de mobiliser en quelques secondes.

La responsabilité, en regard du chariot d'urgence, concerne tout IDE qui se doit de connaître parfaitement sa localisation et son contenu, afin d'être capable à tout moment de l'utiliser de façon optimale.

Ce chariot mobile comprend du matériel indispensable à la restitution et au maintien des fonctions vitales.

Il se compose de :

- matériel d'aspiration ;
- matériel de perfusion ;
- matériel d'anesthésie ;
- matériel de ventilation ;
- matériel d'oxygénation ;
- matériel d'intubation ;
- matériel de réanimation.

Entretien et traçabilité

» Dès qu'une réanimation se termine

Le chariot doit être remis en état d'utilisation optimale, c'est-à-dire qu'il faut :

- nettoyer ;
- désinfecter ;
- réapprovisionner systématiquement en tenant compte du listing du matériel utilisé lors de la dernière réanimation ;
- ranger à l'endroit convenu et connu de tout le monde ;

- rebrancher le défibrillateur ;
- signer avec jour, heure, nom, prénom sur la feuille de traçabilité réservée au suivi de l'état du chariot.

» En dehors de toute réanimation

Ce suivi est assuré par les soignants du service qui doivent régulièrement :

- contrôler le contenu du chariot ;
- réapprovisionner si besoin ;
- valider ce contrôle par sa signature sur la fiche de traçabilité ;
- tester le défibrillateur au quotidien.

Exemple de composition d'un chariot d'urgence

» Matériel de ventilation

- Bouteille d'oxygène à manodétendeur intégré, vérifiée et prête à l'emploi.
- Canules de Guedel n° 2 et 3.
- Masques faciaux n° 3 à 6.
- Ballon autoremplisseur à valve unidirectionnelle et filtre antibactérien.
- Masques pour aérosol.
- Sondes à oxygène.
- Tuyaux de connexion.
- Masques à haute concentration.

» Matériel d'aspiration

- Système d'aspiration vérifié et prêt à l'emploi.
- Sondes d'aspiration trachéobronchiques.
- Sondes pour aspiration gastrique.
- Seringue de Guyon (50 mL à embout conique).
- Sac à urine non stérile, raccords biconiques.

» Matériel de réanimation cardiaque

- Défibrillateur semi-automatique (DSA), si possible débrayable en mode manuel.
- Plan dur pour massage cardiaque.

» Matériel pour accès veineux et injections

- Seringues de 5 et de 10 mL.
- Jeu d'aiguilles.
- Cathéters courts : 14, 16, 18, 20, 22 G.
- Perfuseurs avec robinets à trois voies.
- Compresses stériles.
- Solution antiseptique.
- Garrot.
- Champs adhésifs transparents.
- Adhésif de fixation.
- Gants non stériles.
- Container à aiguilles.
- Lunettes de protection.
- Solution hydro-alcoolique.

» Médicaments : liste non exhaustive

- Adrénaline.
- Dérivés nitrés (injectable et spray).
- Atropine.
- Lidocaïne.
- Amiodarone.
- Furosémide.
- Benzodiazépine injectable.
- β_2-adrénergiques (spray et solution pour aérosol).
- Solutés de perfusion conditionnés en poche souple (NaCl à 0,9 %).
- Soluté glucosé à 30 %.

30 Cathéter artériel

L'usage du cathéter artériel présente deux avantages en réanimation :

- monitorage en continu de la pression artérielle ;
- prélèvements sanguins.

Les voies d'abord utilisées sont :

- la voie radiale ;
- la voie fémorale.

Matériel nécessaire à la pose d'un cathéter artériel

» Pour l'infirmier·e et le médecin

- Casaque stérile pour le médecin.
- Casaque propre pour l'infirmier·e.
- Gants stériles pour le médecin.
- Gants propres pour l'infirmier·e.
- Charlotte et masque pour les deux.

» Pour le patient

- Charlotte.
- Masque si le patient n'est pas intubé et si son état respiratoire le permet.

» Produits pour l'asepsie

- Savon antiseptique Bétadine® Scrub.
- Solution antiseptique Bétadine® dermique (en cas d'utilisation d'un autre antiseptique, utiliser la même gamme pour le savon et la solution antiseptique ; par exemple : Hibiscrub® et Hibitane® champ à 0,5 %).
- Eau stérile.

» Matériel stérile

- Kit du cathéter artériel.
- Champ de préférence troué.
- Compresses stériles.
- Une seringue stérile de 10 mL ou 20 mL.
- Fil 2/0 (aiguille droite).
- Pansement transparent occlusif.

» Matériel de mesure de pression

- Pochon de sérum physiologique de 500 mL.
- Héparine (10 mg) par 500 mL.
- Tête de pression.
- Manchette à pression (ou poche de contre-pression).
- Support de tête de pression.
- Câble de pression.

Pose du cathéter

- Double désinfection de la peau.
- Anesthésie locale avec un patch d'Emla® (1 heure avant la pose si possible).
- Une fois le cathéter en place, vérifier sa bonne fixation à la peau et connecter la ligne de monitorage.
- Faire un pansement sec occlusif à l'aide d'un pansement transparent (type Opsite® vert).

Gestion et surveillance du cathéter

Le zéro de référence

» Mettre le patient à plat strict.

» Régler la hauteur de la tête de pression par rapport au patient (sur la ligne axillaire moyenne).

» Mettre en contact la tête de pression avec l'air atmosphérique et demander le zéro au niveau du moniteur.

- Réglage de l'alarme obligatoire (systole, diastole, moyenne).
- Vérifier la bonne fixation du cathéter, la propreté et le caractère occlusif du pansement : le pansement sera refait de façon stérile dès que nécessaire.
- Vérifier la bonne qualité de la courbe de pression, le reflux, le gonflage du manchon de pression à 300 mmHg.
- Il est impératif de purger le système de quelques « coups de tirette » toutes les deux heures afin de lutter contre les risques de thrombose.

Prélèvements biologiques

- Port de gants obligatoire + masque.
- Utiliser des compresses stériles bétadinées.
- Désinfecter l'orifice du robinet.
- Adapter une seringue ou un système de prélèvement et aspirer doucement 5 mL de sang, recueillir ensuite le volume désiré.
- Le bilan d'hémostase sera pratiqué sur les derniers tubes (mais avant les gaz du sang) de façon à ne pas fausser les résultats.
- Rincer la ligne et le cathéter à l'aide du sérum sous pression et de la tirette.

> Ne jamais purger avec une seringue (risque d'embolisation).

- Fermer ensuite le robinet avec un bouchon stérile.

Conduite à tenir IDE

En urgence, le rôle de l'IDE est très important lors de la pose du cathéter artériel, tant en amont du geste, pour garantir une pose la plus aseptique possible, que lors du geste et enfin dans la surveillance.

Avant la pose du cathéter

COMPÉTENCES 2, 3 ET 6

» Explication du soin au patient afin de le rassurer (en fonction de l'état de conscience de celui-ci).
» Installation du patient et protection du lit.
» Préparation du matériel nécessaire.
» Préparation des opérateurs.
» Préparation du site de ponction.

Lors de la pose du cathéter

COMPÉTENCES 2, 3, 4 ET 6

» Rassurer le patient.
» Servir le matériel dans l'ordre d'utilisation et de manière stérile à l'opérateur.
» Raccordement de la voie avec la poche de pression et réalisation du « zéro ».

Après l'implantation

COMPÉTENCES 2, 3 ET 5

» Organiser la surveillance selon le protocole du service.
» Réaliser la réfection du pansement et l'entretien des lignes selon le protocole du service.
» Réalisation des prélèvements biologiques sur le cathéter selon le protocole du service.

31 Voie veineuse centrale

La pose d'une voie veineuse centrale est un acte médical dont la surveillance et l'entretien sont de la responsabilité de l'infirmier·e.

Les voies veineuses centrales permettent de perfuser sur un gros tronc veineux des solutés, des médicaments, des produits dérivés du sang.

Les cathéters centraux peuvent avoir une lumière unique ou, au contraire, avoir plusieurs voies (cathéters multilumières).

Le risque principal avec les voies veineuses centrales est celui de l'infection du cathéter. Pour prévenir ce risque, il est impératif de respecter scrupuleusement les règles d'asepsie lors de la pose.

Abords veineux les plus couramment utilisés en réanimation :

- sous-clavier ;
- jugulaire interne ;
- fémoral.

Matériel et produits nécessaires à la mise en place d'une voie veineuse centrale

- Pour l'infirmier·e et le médecin :
  - casaque stérile pour le médecin ;
  - casaque propre pour l'infirmier·e ;
  - gants stériles pour le médecin ;
  - gants propres pour l'infirmier·e ;
  - charlotte et masque pour les deux.
- Pour le patient :
  - charlotte ;
  - masque si le patient n'est pas intubé et si son état respiratoire le permet.

- Produits pour l'asepsie :
  - savon antiseptique Bétadine® Scrub ;
  - solution antiseptique Bétadine® dermique (si utilisation d'un autre antiseptique, utiliser la même gamme pour le savon et la solution antiseptique ; par exemple : Hibiscrub® et Hibitane® champ à 0,5 %) ;
  - eau stérile.
- Autres produits :
  - le (ou les) soluté(s) à perfuser (suivant le type de cathéter) ;
  - un flacon de Xylocaïne® à 2 %.
- Matériel non stérile :
  - une tondeuse chirurgicale ;
  - un support de rampe ;
  - une alèse de protection à usage unique (type Absorbex®).
- Matériel stérile :
  - un kit de voie veineuse centrale ;
  - le champ de préférence troué ;
  - des compresses stériles ;
  - une seringue stérile de 10 mL ou 20 mL ;
  - une aiguille IM ;
  - un ou plusieurs perfuseurs simples (fonction du nombre de voies du cathéter) ;
  - du fil 2/0 (aiguille droite).

Préparation du patient et des opérateurs

- La toilette du patient doit être faite. Il doit porter du linge de corps propre.
- Idéalement, la chambre doit être propre, le ménage fait selon le protocole de nettoyage et de désinfection en vigueur dans l'établissement. Procéder à distance du ménage (> ½ heure).
- Le lit doit être refait avec du linge propre (prévoir également une protection à glisser sous le dos du patient).

- Aucune allée et venue ne doit avoir lieu pendant la pose.
- Le nombre de personnes sera limité dans la chambre.

» Installation du patient

- Patient en décubitus dorsal.
- Charlotte sur les cheveux.
- Masque si le patient n'est pas intubé et si son état respiratoire le permet.
- Tête tournée du côté opposé au cathéter.

» Préparation du site de ponction

- **Par l'infirmier·e** :
  - l'infirmier·e réalise la première antisepsie cutanée : nettoyage à la Bétadine® Scrub ;
  - rinçage à l'eau stérile ;
  - séchage avec une compresse stérile ;
  - appliquer la Bétadine® dermique (respecter le temps de contact nécessaire à l'efficacité de l'antiseptique, au minimum une minute) ;
  - préparation des lignes de perfusion en stérile, avec purge des rampes et robinets.
- **Par l'opérateur** :
  - l'opérateur effectue une deuxième antisepsie à la Bétadine® dermique : mise en place du champ stérile ;
  - disposition du matériel sur un champ de table stérile.

» Mise en place du cathéter

- Le cathéter est déposé au dernier moment sur le champ stérile.
- Après ponction veineuse et mise en place du cathéter, on procède au raccordement des lignes veineuses avec le cathéter.
- Le retour veineux est vérifié avant de fixer le cathéter (par abaissement du flacon de perfusion en dessous du plan du patient).

- Fixation du cathéter solidement à la peau avec le fil.
- Nettoyage de la peau avec une compresse stérile imprégnée de Bétadine® dermique.
- Pose d'un pansement occlusif transparent.
- Les protège-raccords, robinets et/ou rampes sont imprégnés de Bétadine® dermique et placés sur les robinets et/ou rampes. Les deux ou trois raccords des différentes lumières du cathéter sont protégés par un pansement adhésif semiperméable (10×12 cm) ou des protège-raccords.

Effectuer un contrôle radiologique systématique après la pose.

Surveillance d'une voie veineuse centrale

Faire une fiche de suivi sur le planning mural : surveillance, pansement, changement de ligne veineuse et boîtier de protection.

» Surveillance locale

- Surveiller le montage (robinet(s), prolongateur, rampe...), s'assurer de son étanchéité et de sa propreté.
- Humidifier les mousses des boîtiers avec l'antiseptique 3 fois/24 heures.
- Surveiller le pansement : la réfection du pansement s'effectue impérativement dès qu'il est souillé ou non occlusif.
- Surveiller à chaque pansement le point d'entrée, la bonne fixation du cathéter.

Signaler au médecin toute inflammation ou tout suintement de l'orifice cutané.

- Contrôle du reflux : le bon fonctionnement du cathéter (perméabilité, positionnement) est vérifié en effectuant un retour veineux.

- Si le cathéter est bouché, la désobstruction du cathéter est interdite, notamment par manœuvre de surpression à la seringue. Dans ce cas, appeler le médecin, prescription d'un activateur du plasminogène de type urokinase pour restaurer la perméabilité du cathéter.

Réfection du pansement d'une voie veineuse centrale

Les conditions d'asepsie sont les mêmes que celles respectées lors de la pose du cathéter.

Faire le pansement selon la technique aseptique en respectant les quatre temps :

- nettoyage large jusqu'aux premiers raccords avec la Bétadine® Scrub ;
- rinçage au sérum physiologique ;
- séchage avec compresses stériles ;
- antisepsie avec la Bétadine® dermique.

Noter la date de réfection du pansement, l'état local du cathéter et planifier la date du prochain pansement.

Rythme de réfection du pansement :

- premier pansement : 48 heures ;
- pansements suivants : en moyenne 2 fois par semaine.

La réfection du pansement est impérative dès qu'il est souillé ou non occlusif.

Entretien des lignes veineuses

- Toute manipulation sur la ligne veineuse s'effectue dans des conditions d'asepsie rigoureuses en respectant la notion de système clos, toutes les fois où ce sera possible et en réduisant les manipulations.
- Principes à respecter :
  - lavage simple des mains avant toute manipulation ;
  - manipulation entre des compresses stériles imbibées de solution antiseptique ;

- protection des robinets, raccords, rampes par des boîtiers de protection (imbibés de quelques gouttes d'antiseptique).

- Remarques importantes :
  - le prolongateur à proximité immédiate du pavillon du cathéter n'est pas changé pendant l'entretien ;
  - le reste de la ligne veineuse (rampe, tubulures, raccords…) doit être changé deux fois par semaine, le jour de la réfection du pansement ;
  - en cas de transfusion sanguine, le changement de la ligne est immédiat (faire un rinçage de la tubulure après transfusion) ;
  - les boîtiers de protection de robinet, raccords, rampes (de taille adaptée) sont changés tous les 5 à 7 jours.

Cas des PICC-Line

Depuis quelques années se développe une nouvelle forme de cathéters centraux appelés PICC-Line (*Peripheral Inserted Central Catheter*) ou cathéter central à insertion périphérique (figure 31.1).

- L'insertion se fait par une veine périphérique (en général la veine basilique) dans la région du pli du coude (le plus souvent au-dessus du pli du coude).
- Le PICC-Line ressemble à un cathéter central avec un élément spécifique : une valve à pression neutre ou à pression positive dont le rôle est d'éviter l'occlusion du cathéter, notamment lorsque le cathéter n'est pas utilisé.
- Il permet un accès veineux central pour traitement intraveineux prolongé de quelques semaines à plusieurs mois.
- L'avantage à la pose réside dans une technique de pose simple sans risque de pneumothorax ou d'hémothorax avec un faible risque hémorragique.

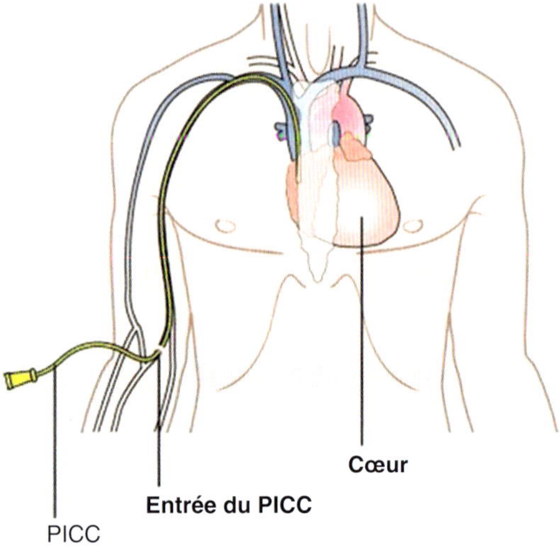

FIGURE 31.1. PICC-line.
Reproduit avec l'aimable autorisation du bailleur de fonds caritatif de la recherche contre le cancer © Cancer Research UK [2002]. Tous droits réservés.

- Les complications sont l'occlusion du PICC, la thrombose veineuse profonde et le risque infectieux.
- Les conditions de pose et de manipulation sont superposables à celles d'un cathéter central classique.

Conduite à tenir IDE

En urgence, le rôle de l'IDE est très important lors de la pose de la voie centrale, tant en amont du geste, pour garantir une pose la plus aseptique possible, que lors du geste et enfin dans la surveillance de la voie centrale.

Avant la pose du cathéter

COMPÉTENCES 2, 3 ET 6

» Explication du soin au patient afin de le rassurer (en fonction de l'état de conscience de celui-ci).
» Installation du patient et protection du lit.

- Préparation du matériel nécessaire.
- Préparation des opérateurs.
- Préparation du site de ponction.

Lors de la pose du cathéter

COMPÉTENCES 2, 3, 4 ET 6

- Rassurer le patient.
- Servir le matériel dans l'ordre d'utilisation et de manière stérile à l'opérateur.
- Surveillance des constantes (pression artérielle, fréquence et rythme cardiaques, saturation).
- Raccordement des voies veineuses une fois la pose du cathéter réalisée.

Après l'implantation

COMPÉTENCES 2, 3 ET 5

- S'assurer de la réalisation du contrôle radiologique post-implantation pour les implantations sous-clavières et jugulaires.
- Organiser la surveillance selon le protocole du service.
- Réaliser la réfection du pansement et l'entretien des lignes selon le protocole du service.

32 Voie veineuse périphérique

Objectifs

- Il s'agit d'un soin infirmier sur prescription médicale, mais qui peut être effectué sans prescription médicale en cas d'urgence vitale.
- Il consiste à poser un cathéter veineux court dans une veine périphérique en vue de l'administration d'un traitement IV.

Indications

Différentes situations requièrent une voie veineuse périphérique :

- l'administration de médicaments par voie veineuse ;
- la réalisation d'un apport hydrique et/ou électrolytique ;
- la transfusion de produits sanguins labiles ;
- la réalisation d'une alimentation parentérale ;
- l'injection d'un produit de contraste (iode, gadolinium) pour la réalisation d'un examen d'imagerie avec injection.

Contre-indications

- Bras porteur d'une fistule artérioveineuse.
- Bras d'une mastectomie, d'un curage ganglionnaire axillaire ou d'une radiothérapie.
- Membre paralysé.
- Présence d'hématomes, plaies sur site de ponction.
- Membre présentant une phlébite ou un foyer infectieux.

Matériel

- Cathéter court (tableau 32.1) en fonction du capital veineux, de la durée de la perfusion, du débit souhaité, du produit perfusé.
- Soluté à perfuser sous forme de poche pour perfusion.
- Tubulure stérile.
- Garrot.
- Protection en papier absorbant à usage unique.
- Pied à perfusion.
- Compresses stériles.
- Produits pour l'antisepsie :
  - respecter les mêmes gammes de produits : polyvidone ou chlorexidine ;
  - savon antiseptique ;
  - sérum physiologique ou eau stérile ;
  - antiseptique dermique.
- Gants :
  - gants non stériles s'il n'y a pas de palpation du point de ponction après l'antisepsie ;
  - gants stériles s'il y a palpation du point de ponction après l'antisepsie cutanée (mesures d'hygiènes et d'asepsie plus large).

TABLEAU 32.1 Types de cathéters pour voie veineuse périphérique.

Taille du cathéter (en gauge)	Couleur	Diamètre (en mm)	Débit maximal théorique
24	Jaune	0,65	24 mL/min
22	Bleu	0,75	33 mL/min
20	Rose	0,95	63 mL/min
18	Vert	1,15	110 mL/min
16	Gris	1,55	215 mL/min
14	Orange	1,85	315 mL/min

- Pansement occlusif stérile transparent (Opsite®, Tegaderm®).
- Tondeuse.
- Sac à élimination des déchets papier et matériel non contaminé.
- Sac à élimination des déchets d'activités de soins à risques infectieux.
- Conteneur à déchets contaminés piquants et tranchants.
- Désinfectant de surface et chiffon.
- Nécessaire à l'hygiène des mains.

Déroulement du soin

- Vérification ultime de l'identité du patient.
- Expliquer le soin au patient.
- Préparation du matériel :
  - la préparation du matériel se fait sur une surface propre ;
  - se frictionner les mains avec une solution hydroalcoolique ;
  - monter et purger le système rallonge courte-robinet ;
  - imprégner les compresses de solution antiseptique.
- Repérage de la veine :
  - se frictionner les mains avec une solution hydroalcoolique ;
  - installer le patient, disposer la protection sous le site de ponction ;
  - vérifier la propreté de la peau (sinon laver/rincer/sécher) ;
  - choisir et préparer le site de ponction : serrer le garrot pour repérer la veine (palper) ;
  - desserrer le garrot ;
  - si nécessaire, couper les poils à la tondeuse (pas de rasage) sur la zone de ponction.

- Antisepsie du site de ponction :
  - se frictionner les mains avec une solution hydroalcoolique ;
  - désinfecter le point de ponction 3 fois par mouvement circulaire et laisser sécher l'antiseptique ;
  - déposer le cathéter veineux et le pansement transparent sur le set.
- Mise en place du cathéter (figure 32.1) :
  - resserrer le garrot ;
  - se frictionner les mains avec une solution hydroalcoolique ;
  - mettre les gants ;
  - introduire le cathéter avec son mandrin en place jusqu'à l'apparition de reflux sanguin, faire ensuite coulisser le cathéter sur le mandrin jusqu'à la garde du cathéter ;
  - desserrer le garrot ;
  - maintenir le cathéter en place, enlever le mandrin et connecter la rallonge courte, vérifier le reflux et la perméabilité du cathéter.
- Fixation du cathéter :
  - recouvrir le cathéter au moyen du pansement transparent semiperméable stérile et ± bandelettes adhésives ;
  - fermer avec le bouchon obturateur ou administrer les traitements ou connecter la perfusion ;
  - mettre en place un mode de protection et de maintien du cathéter et du site de ponction adapté à l'état neurologique et à la situation du patient ;
  - retirer les gants ;
  - se frictionner les mains avec une solution hydroalcoolique ;
  - régler le débit ;
  - noter sur le pansement la date de pose du cathéter ;
  - documenter la pose dans le dossier de soins infirmiers (date de pose, taille du cathéter, site de ponction).

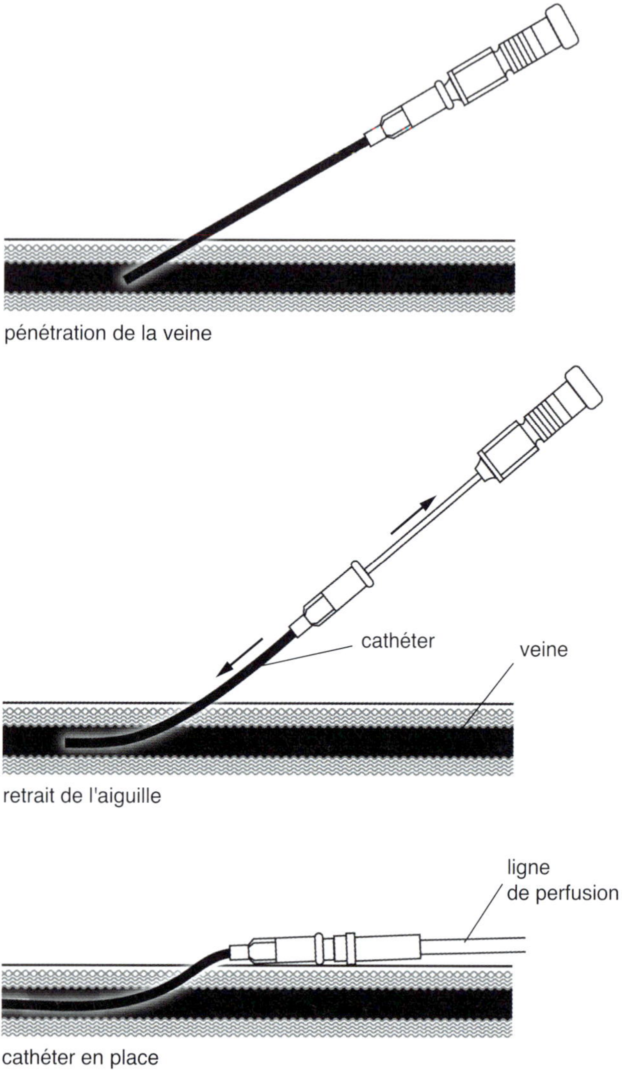

FIGURE 32.1. **Mise en place d'un cathéter veineux périphérique.**

Dessin d'Annaïck Péron.

Choix du site de ponction

- Privilégier le membre supérieur non dominant, main et avant-bras, en commençant par la partie distale du membre et en évitant les zones de plis et les articulations.
- Dans la mesure du possible, éviter les membres inférieurs qui sont des zones douloureuses et à risque supérieur de thrombose.

Surveillance

- La surveillance de la voie veineuse périphérique relève de l'IDE.
- La surveillance s'effectue à chaque tour.
- Point de ponction : vérifier l'absence de signe d'inflammation (douleur, rougeur, chaleur, œdème).
- Vérification de la perméabilité et de l'intégrité de la perfusion.
- Vérifier le débit.
- S'assurer de l'absence de coudure sur la ligne de perfusion.
- Surveillance de la température.
- Changement de cathéter veineux court selon le protocole du service (le plus souvent toutes les 72 heures).
- Changement systématique de tout cathéter suspect (point de ponction sale, rouge ou douloureux).
- Penser à demander au médecin la nécessité du maintien d'une voie veineuse si celle-ci n'est pas utilisée.

Complications

» Liées à la pose

- Ponction artérielle.
- Position paraveineuse.
- Douleur.

» Liées à la présence ou à l'utilisation

- Phlébites d'origine inflammatoire ou infectieuse.
- Infection : locale, lymphangite, bactériémie, septicémie.
- Extravasation.
- Hématome.
- Occlusion de la perfusion.

Conduite à tenir IDE

En urgence, la pose ainsi que l'entretien et la surveillance de la voie veineuse périphérique relèvent exclusivement de la compétence infirmière.

Avant la pose de la voie veineuse périphérique

COMPÉTENCES 2, 3 ET 6

» Explication du soin au patient afin de le rassurer (en fonction de l'état de conscience de celui-ci).

» Installation du patient en fonction du choix du site de ponction (accès le plus favorable, absence de contre-indications...).

» Préparation du matériel nécessaire.

» Préparation du site de ponction.

Lors de la pose de la voie veineuse périphérique

COMPÉTENCES 2, 3, 4 ET 6

» Rassurer le patient.

» Discuter avec le patient de sujets à sa convenance, à la recherche de la création de stimuli externes autre que la douleur et l'angoisse de la ponction.

» Mise en place de la voie et raccordement dans des conditions d'asepsie.

Après l'implantation de la voie veineuse périphérique

COMPÉTENCES 2, 3 ET 5

» Organiser la surveillance selon le protocole du service.

» Réaliser la réfection du pansement et l'entretien des lignes selon le protocole du service.

33 Intubation

Objectifs

Assurer une ventilation efficace et/ou protéger les voies respiratoires chez tout patient en détresse vitale : détresse respiratoire, coma, état de choc.

La ventilation peut être manuelle (au ballon) ou mécanique (grâce à un respirateur).

Principe

Introduction d'une sonde dans la trachée à travers l'orifice glottique. Elle peut passer par le nez ou la bouche.

Matériel

- Chariot d'urgence avec plateau d'intubation en chambre.
- Champ stérile, masques, charlotte, gants stériles, tabliers, lunettes de protection.
- **Sonde d'intubation** (calibre à faire préciser par le médecin), dont le ballonnet doit être vérifié avant l'intubation (insufflation d'air à la seringue) puis vidé, lubrifiée au spray siliconé à l'intérieur comme à l'extérieur. Respecter l'asepsie de la sonde.
- Plateau d'intubation comprenant :
  - laryngoscope (faire également préciser lame) monté, la lumière doit être vérifiée avant le geste ;
  - pince de Magyll.
- Canule de Guedel.
- Mandrin semi-rigide.
- Matériel de ventilation manuelle et d'aspiration monté et vérifié.

- Seringue.
- Raccord annelé.
- Ventilateur au choix du médecin, monté, branché, testé, prêt.
- *Réglage de première intention* :
  - FiO_2 100 % ;
  - mode ventilation contrôlée ;
  - volume courant : 10 mL/kg ;
  - fréquence à 12/min.
- Une sonde gastrique + une seringue pour vider l'estomac.
- Stéthoscope.
- Médicaments : drogues sédatives, flacon de Xylocaïne®.
- Cordon de fixation de la sonde d'intubation.

Déroulement de l'intubation

- Après une préoxygénation au ballon :
  - sédation du patient ;
  - patient en position horizontale ;
  - tête en hyperextension ;
  - mise en place du laryngoscope pour exposer la glotte ;
  - introduction de la sonde d'intubation au travers des cordes vocales, le ballonnet étant placé juste en dessous des cordes vocales (figure 33.1) ;
  - inflation du ballonnet pour assurer le maintien de la sonde d'intubation.
- Vérification du bon positionnement de la sonde : ventilation au ballon en s'assurant du bon passage de l'air dans les deux champs pulmonaires (auscultation au stéthoscope).
- Fixation de la sonde grâce au cordon.
- Connexion de la sonde au raccord annelé lui-même relié au respirateur qui aura été préalablement réglé.
- Pose d'une sonde gastrique mise en aspiration douce.
- Radiographie systématique de contrôle pour s'assurer du bon positionnement de la sonde.

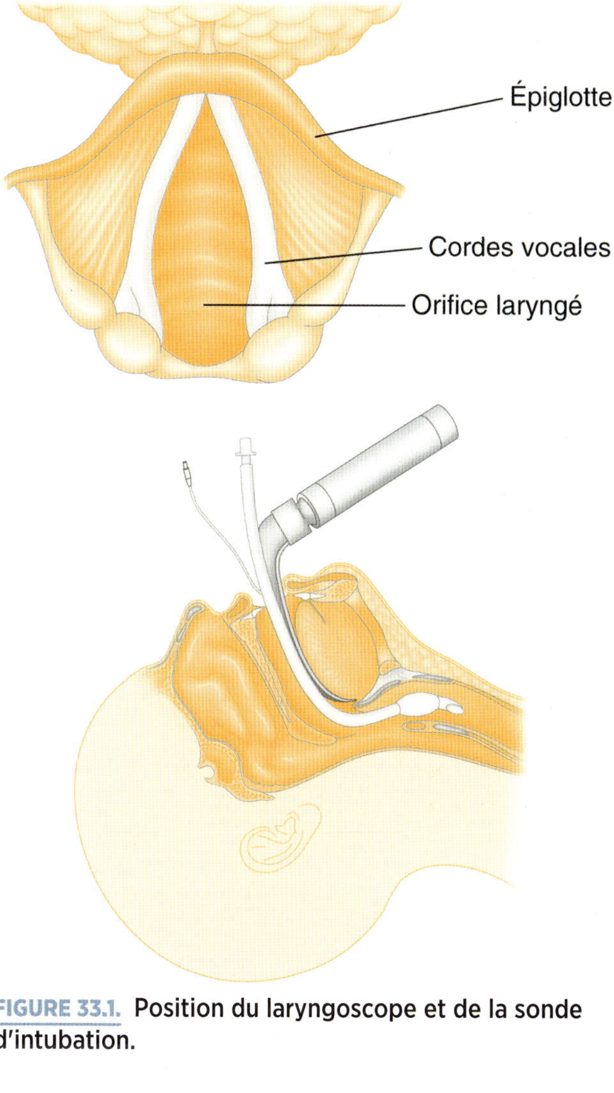

FIGURE 33.1. Position du laryngoscope et de la sonde d'intubation.

Conduite à tenir IDE

Le rôle de l'IDE est fondamental lors de l'intubation, tant auprès du malade qu'auprès du médecin puis dans la surveillance du patient ventilé.

Auprès du malade

COMPÉTENCES 2, 3, 4 ET 6

- Informer le patient du geste, lui parler, le rassurer, le prévenir qu'il ne pourra plus parler.
- Retirer les prothèses dentaires.
- Poser une perfusion pour avoir un abord veineux.
- Surveillance du scope.

Auprès du médecin

COMPÉTENCE 9

Collaboration étroite lors de la procédure d'intubation.

Surveillance

COMPÉTENCE 2

- Paramètres de ventilation : FiO_2, fréquence respiratoire, volume courant, pression expiratoire positive (PEP)...
- Paramètres vitaux tout au long du geste : SpO_2, FC, FR.
- Coloration.
- Sédation.
- Bon positionnement et bonne fixation de la sonde.
- Transmissions écrites.
- Noter : la date de l'intubation, le diamètre de la sonde d'intubation. Noter la longueur externe du tube.
- Noter sur le dossier de soins :
  - les réactions du patient ;
  - la surveillance : aspect des sécrétions, paramètres de ventilation, paramètres vitaux ;
  - les éventuels incidents ou accidents (désaturations, bradycardie, hémorragie...).

34 Massage cardiaque

L'arrêt cardiorespiratoire

Sans activité cardiaque, les organes ne sont plus perfusés et, l'oxygène n'arrivant plus, on note très rapidement une souffrance cellulaire. C'est particulièrement le cas du cerveau dont les premiers signes de lésions apparaissent dès les premières minutes d'arrêt, devenant progressivement irréversibles : les chances de survie sont quasi nulles arrivé à la huitième minute.

L'objectif de la réanimation cardiopulmonaire est de remédier à ce processus en suppléant à l'arrêt des fonctions initialement cardiaques puis, secondairement, respiratoires. Elle aura d'autant plus de chances de succès qu'elle sera débutée précocement.

Les recommandations ont été remaniées quant à l'identification immédiate de l'arrêt cardiorespiratoire : le diagnostic d'arrêt cardiorespiratoire doit être évoqué immédiatement devant tout patient inconscient avec une absence de mouvement ventilatoire pendant 10 secondes ou une ventilation anormale (gasp).

Dès le diagnostic posé, il faut immédiatement démarrer le massage cardiaque.

Le massage cardiaque

Celui-ci se fait en appuyant la paume de la main sur le tiers inférieur du sternum, sur une amplitude de 5 cm chez l'adulte à une fréquence de 100 battements par minute (figure 34.1). L'appui doit se faire sur le sternum uniquement, jamais sur les côtes. Les bras doivent être tendus.

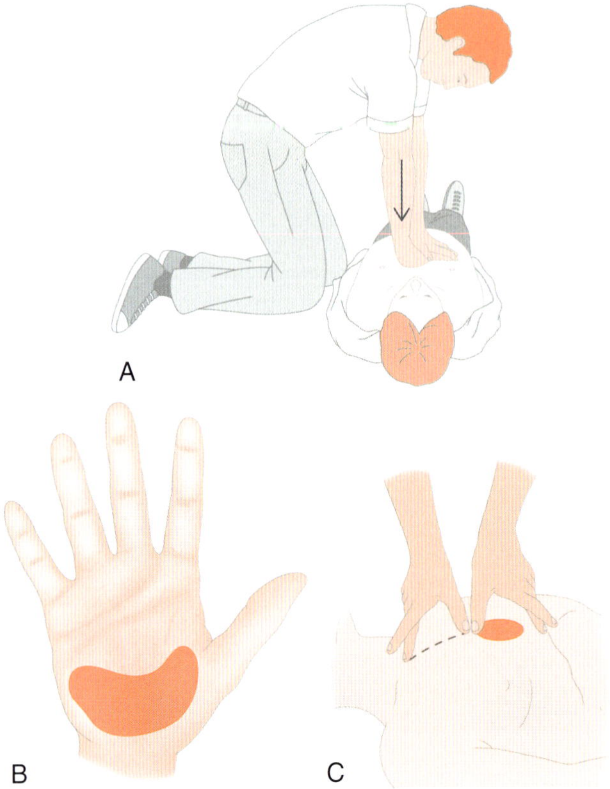

FIGURE 34.1. **Massage cardiaque externe.**

A. Position du réanimateur. B. Talon de la main. C. Zone d'appui. Source : Sabbah L (collectif). *Le tout-en-un Révision IFSI*. Issy-les-Moulineaux : Elsevier Masson; 2009. Tous droits réservés.

En pratique :

- **chez les gens entraînés** : on réalise 30 battements puis 2 insufflations et on recommence ce cycle 4 fois, puis on contrôle la reprise ou non de l'activité cardiopulmonaire;
- **chez les gens non entraînés** : on se contente de réaliser les compressions thoraciques sans les insufflations, la priorité étant le massage cardiaque;

- en cas d'échec, reprise de la RCP 5 minutes, avant de contrôler à nouveau, le rythme devant être de 100 battements par minute.

Le massage cardiaque se fait sur plan dur, ce qui exclut une réanimation cardiopulmonaire sur un lit ou un brancard, à moins de glisser une planche destinée à cet effet.

Les planches à masser

Les planches à masser sont des dispositifs fonctionnant sur batterie qui permettent de réaliser un massage cardiaque mécanique par compressions circonférentielles intermittentes du thorax. Ces dispositifs sont utilisés par les équipes de premiers secours. Les planches à masser permettent de réaliser un massage cardiaque continu prolongé sans fatigue des secouristes. Elles permettent également le brancardage du patient tout en poursuivant le massage cardiaque. Elles nécessitent cependant une formation pour être utilisées correctement.

35 Choc électrique externe

Le défibrillateur, qu'il soit manuel, semi-automatique ou entièrement automatique, est essentiellement constitué par un condensateur de forte capacité susceptible d'emmagasiner une certaine quantité d'énergie électrique entre ses deux plaques.

Le principe de la défibrillation repose sur l'administration par voie transthoracique d'une décharge électrique. Ce choc électrique externe (CEE) vise à provoquer la dépolarisation d'une certaine « masse critique » de tissu myocardique, afin de rompre le circuit de réentrée responsable du trouble du rythme et de permettre ainsi au nœud sinusal de reprendre son activité physiologique normale.

L'apparition de nouveaux appareils dénommés défibrillateurs semi-automatiques (DSA) et défibrilateurs automatiques externe (DAE), qui analysent l'activité du cœur, autorise désormais un certain nombre de personnels non médecins à délivrer un CEE. L'analyse entièrement automatique évite à l'opérateur toute prise de décision.

Indications

» En situation d'urgence lors d'une réanimation cardiaque

Le choc se déroule au lit du patient. Le CEE se déroule lors de la réanimation dans ce cas, il vise à réduire un trouble du rythme grave qui met en jeu la vie du patient.

Le plus souvent, il s'agit :

- soit d'une tachycardie ventriculaire (TV) ;
- soit d'une fibrillation ventriculaire (FV), qui s'accompagne d'un état de mort apparente.

» En situation programmée

Le choc se déroule en salle d'examen après une préparation spécifique. Il consiste à envoyer une décharge électrique pour réduire le trouble du rythme qui, en général, se situe au niveau auriculaire.

Les indications les plus fréquentes sont :

- fibrillation auriculaire (FA) = activité anarchique des oreillettes ;
- flutter auriculaire = activité auriculaire régulière, mais très rapide à 300/min.

Dans ce cas de figure, le CEE est réalisé sous anesthésie générale.

Préparations (en cas d'examen programmé)

» Préparation de la personne soignée

- Consultation avec l'anesthésiste : 48 heures au moins avant en cas de choc programmé.
- Hospitalisation.
- Bilan sanguin : ionogramme sanguin, hémostase, NFS.
- ECG pour avoir un tracé de référence, vérification ultime d'un retour en rythme sinusal qui annulerait la réalisation du choc.
- Explication de l'examen du patient.
- Signature de la feuille de consentement.

» Préparation du matériel

Tester au préalable

- Défibrillateur.
- Deux électrodes munies de poignées isolantes.
- Une électrode sur le bord droit du sternum.
- Une électrode en regard de la pointe du cœur.
- Appareil à ECG pour avant et après le choc.
- Tensiomètre avant et après le choc.

Nécessaire

- Matériel d'anesthésie.
- Chariot d'urgence.

Personnes soignantes présentes

- IDE.
- Anesthésiste.
- Cardiologue.

Déroulement du choc électrique externe

- Le malade est installé en position de décubitus dorsal sur la table d'examen, thorax découvert.
- Prothèses dentaires enlevées.
- Patient à jeun, perfusé.
- L'anesthésiste endort la personne.
- Les électrodes et les plaques de gel sont placées sur le thorax du patient.
- La décharge est délivrée (220 à 300 joules).
- L'IDE observe le tracé et le patient.
- Si le rythme cardiaque revient en rythme sinusal, le résultat est satisfaisant; sinon un second choc est effectué dans la foulée.
- Dans les deux cas : ECG après le choc.
- Réveil rapide du patient.
- Première surveillance effectuée en salle d'examen puis au lit du patient.
- À partir de la reprise du réflexe de déglutition (2 à 3 heures après) : reprise de la boisson et de l'alimentation.
- Surveillance de la peau au niveau des électrodes : Biafine® si brûlures.

Incidents, accidents

- Brûlures à l'emplacement des électrodes.
- Bradycardie.
- Persistance des troubles du rythme.
- Embolie.
- Arrêt cardiaque, décès.

36 Principes de ventilation artificielle invasive

Définition

La ventilation artificielle a pour but de suppléer la ventilation spontanée, c'est-à-dire :

- d'assurer une oxygénation satisfaisante ;
- d'assurer l'élimination du CO_2 ;
- de diminuer le travail des muscles respiratoires pour éviter l'épuisement respiratoire.

Fonctionnement du respirateur

Le respirateur est composé de deux circuits :

- un circuit inspiratoire qui permet l'insufflation par l'ouverture de la valve inspiratoire délivrant ainsi de façon active (en pression positive) un volume d'air appelé volume courant ;
- un circuit expiratoire qui permet par l'ouverture de la valve expiratoire une expiration passive. Au bout de ce circuit se trouve un capteur de débit qui permet de mesurer le volume expiré par minute.

Pour ventiler un patient, il est nécessaire d'avoir une interface entre le ventilateur et le patient. En réanimation, pour assurer la ventilation invasive, on utilise le plus souvent une sonde d'intubation endotrachéale.

Modes de ventilation

» Deux types de modes de ventilation

- La ventilation volumétrique : on insuffle un volume du gaz jusqu'à l'obtention d'un volume déterminé sans contrôle direct de la pression.
- La ventilation barométrique : on insuffle le gaz jusqu'à l'obtention d'une pression déterminée sans contrôle direct du volume courant.

Aujourd'hui, il est possible de combiner ces deux types de ventilation.

Quel que soit le mode choisi, on peut ventiler en mode contrôlé, assisté contrôlé ou spontané selon que la machine ou le patient contrôle sa ventilation.

Principaux modes de ventilation en volume

Ventilation contrôlée (VC)

Seul le ventilateur assure la ventilation. Le volume insufflé ainsi que la fréquence sont fixes.

Les muscles respiratoires sont alors complètement mis au repos. Ce mode de ventilation nécessite une sédation complète du patient, en l'absence de quoi ce peut être inconfortable.

Ventilation assistée contrôlée (VAC)

C'est un mode semblable à la ventilation contrôlée, mais l'insufflation peut être déclenchée par un effort inspiratoire du patient (appelé *trigger* inspiratoire). Il existe un risque d'hyperventilation et d'inadaptation du patient au respirateur.

Ventilation assistée contrôlée intermittente (VACI)

Cette ventilation assure un nombre préréglé de cycles respiratoires, ces cycles sont contrôlés par le respirateur. Entre ces respirations préréglées, le patient peut respirer spontanément.

C'est un mode utilisé en général en vue du sevrage de la ventilation, puisqu'il permet de s'assurer de l'existence d'une ventilation spontanée.

Les risques sont les mêmes que pour la VAC, avec un risque associé d'hypoventilation alvéolaire si le patient respire seul (inhibant ainsi la machine) mais en prenant de trop petits volumes.

Ventilation spontanée avec pression expiratoire positive

Aucune fréquence n'est réglée dans ce mode. On règle la FiO_2 et la PEP (cf. encadré « Principaux paramètres de réglage ») ; en revanche, on n'est pas maître de la ventilation alvéolaire du patient.

Il faut accorder un soin tout particulier aux réglages du *trigger* (inspiratoire et expiratoire).

C'est l'étape ultime avant le sevrage de la ventilation.

Principaux modes de ventilation en pression

Il existe des modes similaires de ventilation en pression à la différence que l'on règle des niveaux de pressions inspiratoires et expiratoires. Il n'y a pas de réglage de volume, ce qui nécessite de bien mesurer ensuite les volumes courants pris par le patient pour s'assurer d'une ventilation optimale.

Ventilation en pression contrôlée (VPC)

C'est l'équivalent de la VC.

Ventilation en pression assistée contrôlée (VPAC)

C'est l'équivalent de la VAC.

Ventilation en pression assistée contrôlée intermittente (VPACI)

C'est l'équivalent de la VACI.

Ventilation en aide inspiratoire (VSAI)

C'est un mode de ventilation spontanée avec une aide inspiratoire.

Principaux paramètres de réglages

- **FiO_2** : c'est la proportion d'oxygène dans l'air insufflé. Elle peut varier de 21 % (proportion dans l'air ambiant) à 100 %. Elle doit être adaptée à la saturation en oxygène.
- **Fréquence respiratoire (FR)** : c'est le nombre de cycles respiratoires (inspiration et expiration) par minute. En général entre 12 et 20/min.
- **Volume courant (VT)** : c'est le volume d'air de chaque inspiration. Il est fonction du poids ; en général, il équivaut à 10 mL/kg, soit 800 mL pour un patient de 80 kg.
- **Pression expiratoire positive (PEP)** : elle correspond à la pression dans les poumons à la fin de l'expiration ; elle aide à maintenir les alvéoles pulmonaires « ouvertes » et améliore l'oxygénation des patients très hypoxémiques.
- **Aide inspiratoire** : c'est le niveau de pression des voies aériennes à l'inspiration.
- **Temps inspiratoire (Ti)** : c'est le temps pendant lequel dure l'inspiration.
- **Temps expiratoire (Te)** : c'est le temps pendant lequel dure l'expiration.

Conduite à tenir IDE

Le rôle de l'IDE est fondamental, tant dans la mise en place de la ventilation mécanique invasive que dans sa surveillance.

Intubation orotrachéale

Cf. Fiche 33.

Installation du malade intubé ventilé

COMPÉTENCE 2

- Patient en décubitus dorsal proclive (30 à 45°) le plus souvent.
- Installation en décubitus ventral dans certains cas.
- Matelas anti-escarre.

» Surélévation légère des membres inférieurs pour améliorer le retour veineux.

Surveillance clinique

COMPÉTENCE 2

» Constantes du patient : FC, PA, température.

» Cyanose : sa présence témoigne d'une mauvaise oxygénation tissulaire.

» Sueurs : elles peuvent témoigner d'une hypercapnie.

» Vérifier l'adaptation du patient au respirateur.

» État cutané (recherche d'escarres).

Surveillance paraclinique

COMPÉTENCE 2

» Saturation en oxygène.

» $EtCO_2$: mesure du CO_2 expiré.

» Gaz du sang quotidien et à chaque changement de réglages.

Surveillance de la ventilation mécanique

COMPÉTENCE 2

» S'assurer que les réglages sont conformes à la prescription médicale (mode de ventilation, fréquence respiratoire, FiO_2, volume courant, PEP...).

» S'assurer de l'intégrité des circuits et de leur branchement correct.

Aspirations trachéales

COMPÉTENCE 4

» Elles permettent de dégager les voies aériennes des sécrétions bronchiques pour améliorer les échanges gazeux.

» Il faut noter leur fréquence ainsi que l'aspect des sécrétions (épaisseurs, couleurs).

» Attention, c'est un geste potentiellement traumatique.

37 Oxygénothérapie nasale à haut débit

Définition

Cette technique n'est pas à proprement parler une technique de ventilation artificielle, mais il est important de la connaître.

L'oxygénothérapie à haut débit est une technique utilisée depuis longtemps en pédiatrie. Elle a fait son apparition dans l'arsenal thérapeutique de la réanimation adulte depuis seulement quelques années.

Le système est composé (figure 37.1) :

- d'un mélangeur air-oxygène ;
- d'une base chauffante qui permet de chauffer et d'humidifier l'air ;
- d'un circuit inspiratoire monobranche ;
- d'une canule nasale à large diamètre qui délivre le mélange.

L'expiration se fait de façon libre.

Grâce à ce système, on peut délivrer une oxygénothérapie en maîtrisant :

- la FiO_2 ;
- le débit, en pouvant aller jusqu'à de très hauts débits (jusqu'à 60 litres/min) ;
- l'humidité et la chaleur de l'air.

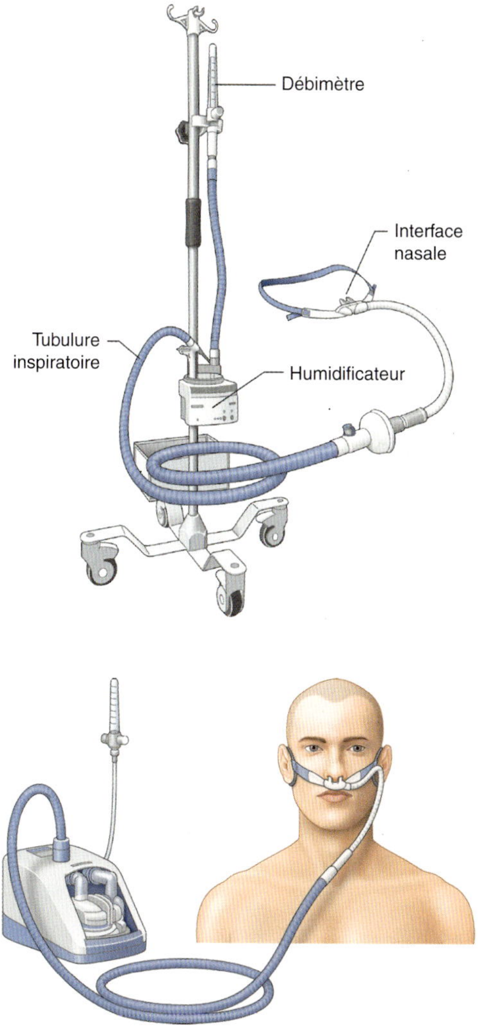

FIGURE 37.1. **Système d'oxygénothérapie nasale à haut débit.**

Source : Potence Optiflow THRIVE MR810 (en haut) et AIRVO 2 avec débitmètre O2 avec interface Optiflow + sur patient (en bas), avec l'aimable autorisation des laboratoires Fisher and Paykel Healthcare. Dessins de Cyrille Martinet.

Indications

Les indications de cette oxygénothérapie à haut débit sont encore en cours d'évaluation. Cependant, cette technique a déjà montré son intérêt dans certaines situations cliniques :

- l'insuffisance respiratoire aiguë hypoxémique en réanimation, où l'oxygénothérapie à haut débit permet de réduire le recours à la VNI et à l'intubation ;
- en post-extubation, où cette technique permettrait de diminuer le nombre de réintubations ;
- au décours de certains examens invasifs comme les endoscopies digestives hautes, les fibroscopies bronchiques ou les échographies transœsophagiennes.

Le grand intérêt de cette technique réside dans sa simplicité d'utilisation et dans le confort pour le patient, notamment par rapport à la VNI et, bien évidemment, à l'intubation.

Conduite à tenir IDE

En urgence.

Accueil du patient

COMPÉTENCE 1

Le rôle de l'IDE est fondamental tant dans la mise en place de l'oxygénation nasale à haut débit que dans sa surveillance.

Installation du malade intubé ventilé

COMPÉTENCE 2

» Patient en décubitus dorsal proclive (30 à 45°) le plus souvent.

» Installation en décubitus ventral dans certains cas.

» Matelas anti-escarres.

» Surélévation légère des membres inférieurs pour améliorer le retour veineux.

Surveillance clinique

COMPÉTENCE 2

- Constantes du patient : FC, PA, température.
- Cyanose : sa présence témoigne d'une mauvaise oxygénation tissulaire.
- Sueurs : elles peuvent témoigner d'une hypercapnie.
- Vérifier l'adaptation du patient au respirateur.
- État cutané (recherche d'escarres).

Surveillance paraclinique

COMPÉTENCE 2

- Saturation en oxygène.
- Gaz du sang quotidien et à chaque changement de réglages.

Surveillance de la ventilation mécanique

COMPÉTENCE 2

- S'assurer que les réglages sont conformes à la prescription médicale (mode de ventilation, FR, FiO_2, volume courant, PEP...).
- S'assurer de l'intégrité des circuits et de leur branchement correct.

38 Principes de l'assistance circulatoire en réanimation

Définition

Il s'agit d'une technique qui a pour but de suppléer partiellement ou totalement la pompe cardiaque et/ou l'appareil respiratoire.

La plus connue est l'ECMO (*ExtraCorporeal Membrane Oxygénation*). C'est une technique d'assistance circulatoire et respiratoire dérivée des circuits de circulation extracorporelle utilisés en chirurgie cardiaque.

S'il n'est nécessaire de suppléer qu'à la seule fonction respiratoire, on aura recours à l'ECMO veino-veineuse ; s'il faut suppléer également la pompe cardiaque, on aura recours à l'ECMO veino-artérielle. Il existe donc deux grands types d'assistance :

- l'assistance veino-veineuse ;
- l'assistance veino-artérielle.

Assistance veino-veineuse

» Principes de fonctionnement

Dans le cas d'une assistance veino-veineuse, le circuit d'ECMO (figure 38.1) se compose d'une canule de décharge veineuse (qui aspire le sang veineux du patient), d'une pompe centrifuge électrique qui génère un débit continu, d'un oxygénateur à membrane (dont le but est d'oxygéner le sang du patient) et d'une canule veineuse de réinjection du sang oxygéné.

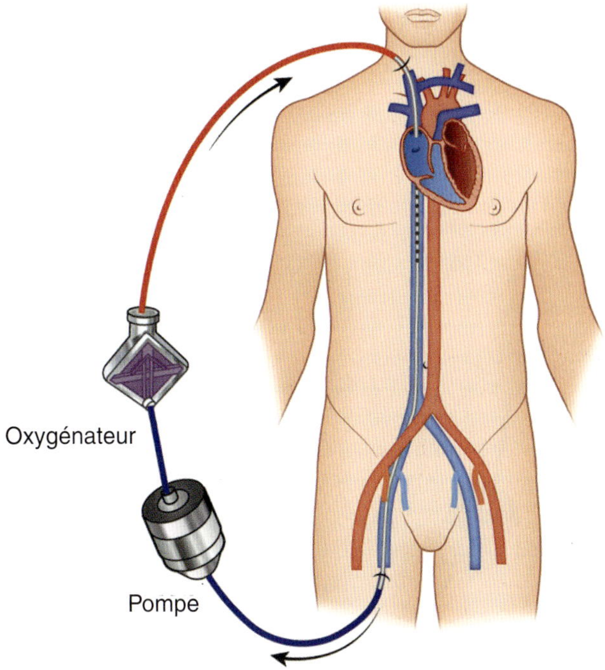

FIGURE 38.1. Circuits d'assistance circulatoire : assistance veino-veineuse.

Source : Shah A, Dave S, Goerlich CE, Kaczorowski DJ. Hybrid and parallel extracorporeal membrane oxygenation circuits. JTCVS Tech, 2021;8 :77–85. © Elsevier on behalf of The American Association for Thoracic Surgery.

» Indications

La principale indication dans ce cadre est le syndrome de détresse respiratoire aiguë (SDRA) avec hypoxémie profonde résistant aux traitements habituels.

Assistance veino-artérielle

» Principes de fonctionnement

Dans le cas d'une assistance veino-artérielle, le circuit d'ECMO (figure 38.2) se compose d'une canule

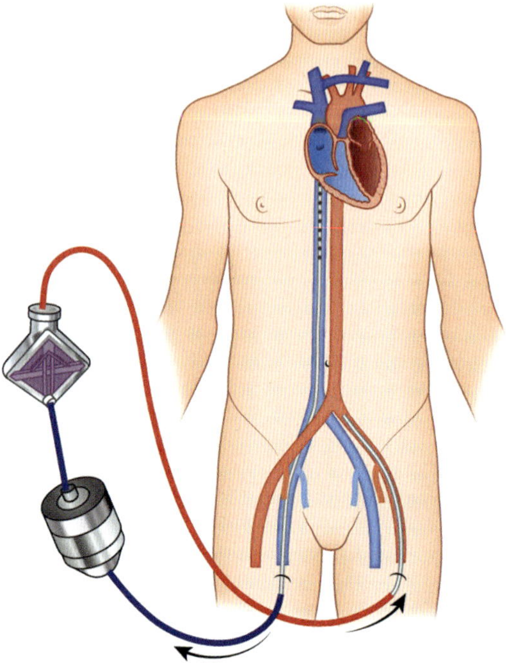

FIGURE 38.2. Circuits d'assistance circulatoire : assistance veino-artérielle.

Source : Shah A, Dave S, Goerlich CE, Kaczorowski DJ. Hybrid and parallel extracorporeal membrane oxygenation circuits. JTCVS Tech, 2021;8 :77–85. © Elsevier on behalf of The American Association for Thoracic Surgery.

de décharge veineuse (qui aspire le sang veineux du patient), d'une pompe centrifuge électrique qui génère un débit continu, d'un oxygénateur à membrane (dont le but est d'oxygéner le sang du patient) et d'une canule de réinjection artérielle du sang oxygéné qui réinjecte le sang avec un débit continu permettant de suppléer la fonction cardiaque.

La canule veineuse est insérée le plus souvent par la veine fémorale et positionnée dans l'oreillette droite et la canule artérielle est insérée par l'artère fémorale jusqu'au niveau de l'aorte thoracique descendante. Afin d'éviter une ischémie de membre inférieur, un cathéter de perfusion de l'artère fémorale superficielle est le plus souvent branché en dérivation sur le circuit artériel.

» Indications

Hors indication en chirurgie cardiaque, l'assistance veino-artérielle est indiquée en cas de choc cardiogénique réfractaire d'« étiologie médicale » : infarctus du myocarde, myocardite fulminante, intoxications aiguës par substances cardiotoxiques à effet stabilisant de membrane, rejet aigu de greffe cardiaque, insuffisance cardiaque terminale sur cardiomyopathie dilatée idiopathique ou ischémique, arrêt cardiocirculatoire et, plus exceptionnellement, embolie pulmonaire grave, hypothermies profondes et défaillance cardiaque sévère dans le cadre d'un choc septique.

Dans ces situations, les canules sont implantées par voie périphérique au niveau des vaisseaux fémoraux.

Complications de l'ECMO

Les complications liées à la présence d'une assistance cardiorespiratoire par ECMO sont nombreuses, pouvant être graves, voire fatales. Il est donc impératif que la prise en charge de ces malades ait lieu au sein d'équipes médicochirurgicales expérimentées.

Parmi les complications possibles, on peut citer :

- les hémorragies au point d'insertion des canules au niveau des vaisseaux fémoraux, qui sont les complications le plus fréquemment rencontrées ;
- les complications thromboemboliques, également fréquentes : AVC ischémiques parfois se transformant secondairement en accidents hémorragiques, emboles vasculaires périphériques, emboles dans la circulation pulmonaire, thrombose partielle ou complète des cavités cardiaques ;

- les complications ischémiques au niveau du membre où a été mise en place l'ECMO périphérique, également fréquentes;
- enfin, d'autres complications liées au système peuvent survenir : hémolyse intravasculaire, embolie gazeuse, dysfonction mécanique de la pompe.

Conduite à tenir IDE

Surveillance clinique

COMPÉTENCE 2

Le rôle de l'IDE est fondamental dans la surveillance d'un patient sous ECMO et nécessite une équipe expérimentée tant les paramètres à surveiller sont nombreux et le risque de complications important.

On citera par exemple la surveillance :

- cardiovasculaire : en raison du débit continu de la pompe, la PA moyenne est la seule pression à surveiller, car il n'y a plus ni systole ni diastole;
- des risques de thrombose ou de saignement, notamment au niveau des points de ponction;
- rénale : il est fréquent de devoir dialyser les patients au décours de l'assistance;
- respiratoire : dans la grande majorité des cas, les patients assistés sont intubés;
- de la pompe, de la console et de l'oxygénateur : il est nécessaire de surveiller notamment la vitesse de rotation de la pompe pour assurer un bon débit;
- des infections nosocomiales...

39 Échelle de Glasgow

Définition

Il est important d'apprécier le niveau d'altération de la conscience et son évolution dans le temps. Pour cela, différents scores ont été proposés, le plus couramment utilisé étant le score de Glasgow initialement créé pour la surveillance des traumatisés crâniens.

C'est une échelle allant de 3 (coma profond) à 15 (personne parfaitement consciente), et qui s'évalue sur trois critères :

- ouverture des yeux ;
- réponse verbale ;
- réponse motrice.

Chaque critère reçoit une note. Le score global est la somme de ces notes, mais les notes individuelles doivent être également considérées.

Par exemple, une personne muette aura toujours une réponse verbale de 1 même si elle est parfaitement consciente, son total maximal sera alors de 11 et non pas de 15.

De tels éléments complémentaires sont indispensables pour une évaluation neurologique correcte.

C'est pourquoi, lors d'un bilan transmis d'un secouriste vers le médecin régulateur, il convient *toujours* de préciser le détail du score de Glasgow. Par exemple, E4-M6-V5 :

- **E** pour *Eyes* (« yeux » en anglais) ;
- **M** pour réponse Motrice ;
- **V** pour réponse Verbale.

Les deux échelles de Glasgow

- Selon l'échelle de Glasgow adulte (tableau 39.1) : la notion d'inconscience en premiers secours correspond globalement à un total inférieur à 8.
- L'échelle a été adaptée aux enfants : tableau 39.2.

TABLEAU 39.1. Échelle de Glasgow adulte.

Ouverture des yeux	Réponse verbale	Réponse motrice
1 – Nulle	1 – Nulle	1 – Nulle
2 – À la douleur	2 – Incompréhensible	2 – Extension stéréotypée (rigidité décérébrée)
3 – Au bruit	3 – Inappropriée	3 – Flexion stéréotypée (rigidité de décortication)
4 – Spontanée	4 – Confuse	4 – Évitement
	5 – Normale	5 – Orientée
		6 – Aux ordres

TABLEAU 39.2. Échelle de Glasgow enfant.

Ouverture des yeux (*idem* adulte)	Réponse verbale (< 5 ans)	Réponse motrice
1 – Nulle	1 – Nulle	1 – Nulle
2 – À la douleur	2 – Grognements à la douleur	2 – Extension stéréotypée (rigidité décérébrée)
3 – Au bruit	3 – Cris, pleurs à la douleur	3 – Flexion stéréotypée (rigidité de décortication)
4 – Spontanée	4 – Enfant irritable, pleurs continuels	4 – Évitement à la douleur
	5 – Normale (lallation, gazouillis)	5 – Évitement au toucher
		6 – Spontanée

PARTIE

6

Médicaments et transfusion

40 Principes de la transfusion sanguine

Rappels

Le sang est composé de deux catégories d'éléments :

- le plasma, qui contient de l'eau, des protéines (albumine, immunoglobulines), facteurs de coagulation, sels minéraux ;
- les cellules :
  - globules rouges (GR) ou hématies, qui assurent le transport de l'oxygène ;
  - globules blancs ou leucocytes, qui participent aux défenses de l'organisme et qui regroupent les polynucléaires neutrophiles, les éosinophiles, les basophiles, les monocytes et les lymphocytes ;
  - plaquettes, qui participent à l'hémostase.

Définitions

En France, tous les produits sanguins proviennent de dons bénévoles, anonymes, volontaires et gratuits. Ils sont classés en deux grandes catégories :

- **les produits sanguins labiles** (PSL) regroupant les concentrés de globules rouges (CGR), les concentrés plaquettaires, les plasmas (plasmas frais congelés, plasma d'aphérèse sécurisé, plasma viro-atténué) et les concentrés de granulocytes d'aphérèse. L'utilisation de ces produits est régie par des règles de compatibilité et leur surveillance dépend de l'hémovigilance ;
- **les médicaments dérivés du sang** (MDS), ou produits sanguins stables, préparés à partir du plasma. Ils correspondent à l'albumine, les immunoglobulines,

les facteurs de coagulation, les inhibiteurs des facteurs de coagulation. Ce sont des médicaments ayant une AMM. Ces produits n'obéissent pas aux règles de compatibilité.

Groupes sanguins et règles de compatibilité

On définit le groupe sanguin d'un sujet au regard des antigènes présents à la surface des hématies du sujet. Le respect le plus strict de la compatibilité entre le sang du donneur et celui du receveur est fondamental.

Il existe une quarantaine d'antigènes à la surface des globules rouges, dont le pouvoir d'induire une réaction immunitaire est variable. Ces antigènes de groupes sanguins sont regroupés au sein de grandes familles, appelées « systèmes de groupes sanguins », dont les principaux sont :

- le système ABO ;
- le système Rhésus (Rh) ;
- le système Kell.

Système ABO

Le groupe sanguin est défini par la présence ou l'absence des antigènes (Ag) A et/ou B à la surface des hématies.

- Le groupe A possède l'antigène A à la surface des hématies et des anticorps anti-B dans son plasma.
- Le groupe B possède l'antigène B à la surface des hématies et des anticorps anti-A dans son plasma.
- Le groupe AB possède les antigènes A et les antigènes B à la surface des hématies, et pas d'anticorps anti-A ni anti-B dans son plasma.
- Le groupe O ne possède pas d'antigène A ni d'antigène B à la surface des hématies, il possède en revanche des anticorps anti-A et anti-B dans son plasma.

Les anticorps anti-A et anti-B sont dits « naturels », car ils existent en dehors de toute transfusion. Leur présence systématique est à l'origine des règles de compatibilité obligatoire dans le système ABO lors des transfusions de GR ou de plasma.

» Transfusion de globules rouges

Le principe est de transfuser des globules rouges « compatibles » avec le plasma du receveur, c'est-à-dire des globules rouges ne possédant aucun des antigènes de membrane contre lesquels il existe des anticorps dans le plasma du receveur (figure 40.1).

- Un patient du groupe O peut donner des GR à tous les patients (O, A, B et AB), c'est un donneur universel, car il ne porte aucun antigène du système ABO à la surface de ses GR. En revanche, il ne peut recevoir que du sang du groupe O car il a dans son plasma des anticorps anti-A et anti-B.
- Un patient du groupe A peut donner des GR aux patients des groupes A et AB car il porte comme eux l'antigène A à la surface de ses GR. Il peut recevoir du sang d'un donneur A ou d'un donneur O.
- Un patient du groupe B peut donner des GR aux patients des groupes B et AB car il porte comme eux l'antigène B à la surface de ses GR. Il peut recevoir du sang d'un donneur B ou d'un donneur O.
- Un patient du groupe AB ne peut donner des GR qu'aux patients AB car il porte comme eux les antigènes A et B à la surface de ses GR. En revanche, il peut recevoir

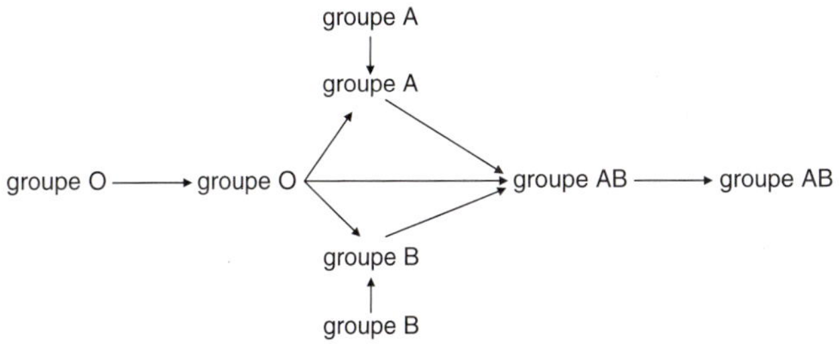

FIGURE 40.1. Principes de compatibilité pour la transfusion de globules rouges.

du sang de tous les patients car il n'a aucun anticorps ABO dans son plasma : c'est un receveur universel.

» Transfusion de plasma

Le principe est inversé par rapport à la transfusion de GR. En effet, il s'agit ici de transfuser au receveur du plasma ne possédant aucun anticorps qui pourrait agir contre les GR du receveur (figure 40.2).

- Un patient du groupe AB peut donner du plasma à tous les patients (O, A, B et AB) car son plasma ne contient aucun anticorps du système ABO. En revanche, il ne peut recevoir que du plasma du groupe AB car il a des antigènes A et B à la surface de ses GR.
- Un patient du groupe A peut donner du plasma aux patients des groupes A et O car son plasma contient des anticorps anti-B. Il peut recevoir du plasma d'un donneur A ou d'un donneur AB.
- Un patient du groupe B peut donner du plasma aux patients des groupes B et O car son plasma contient des anticorps anti-A. Il peut recevoir du plasma d'un donneur B ou d'un donneur AB.
- Un patient du groupe O ne peut donner son plasma qu'aux patients du groupe O car son plasma contient des anticorps anti-A et anti-B. Il peut recevoir du plasma de tous les patients.

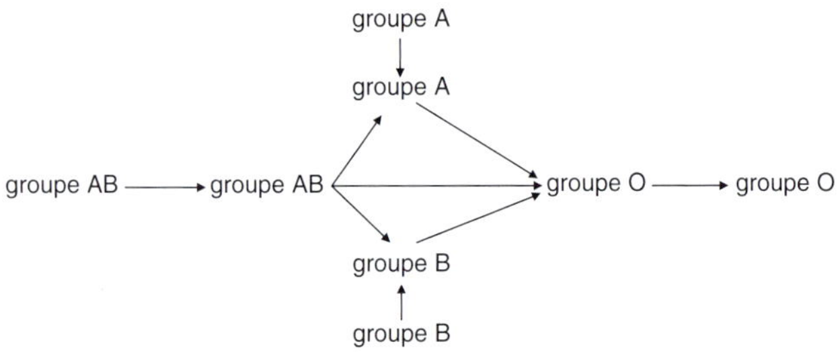

FIGURE 40.2. Principes de compatibilité pour la transfusion de plasma.

Système Rhésus

Le système Rhésus est un système complexe de plusieurs dizaines d'antigènes. L'antigène principal de ce groupe est l'antigène D. Lorsqu'il est présent, le sang testé est dit Rhésus positif (+) et lorsqu'il est absent, le sang testé est dit Rhésus négatif (–). Il existe d'autres antigènes dans ce groupe (C, c, E, e).

À l'état naturel, il n'existe pas d'anticorps anti-D.

Ces anticorps peuvent apparaître après une immunisation soit :

- transfusionnelle, après perfusion de GR d'un Rhésus différent de celui du receveur;
- fœtomaternelle, par passage d'hématies d'un fœtus Rh+ dans la circulation sanguine d'une mère Rh–. Il est donc indispensable d'injecter du sérum anti-D chez toute femme Rh– lors de l'accouchement ou lors de tout saignement pendant la grossesse. Cette injection évite à l'organisme de la mère de fabriquer des anticorps anti-D qui pourraient alors provoquer une réaction immunitaire lors d'une grossesse future d'un bébé Rh+.

La compatibilité Rhésus doit être respectée au même titre que la compatibilité ABO car le risque d'immunisation est important.

Autres systèmes d'antigènes

Aux côtés des systèmes ABO et Rhésus, il existe d'autres systèmes d'antigènes. Le plus important d'entre eux est le système Kell (caractérisé par la présence ou l'absence de l'antigène K). Les autres sont de moindre importance, comme les systèmes Duffy, Kidd, Lewis...

Les règles de compatibilité Rhésus et Kell sont :

- pas de transfusion de sang Rh+ à un patient Rh–;
- respect du phénotype Rhésus et Kell, surtout pour les femmes en âge de procréer et les patients polytransfusés.

Agglutinines irrégulières

Les agglutinines irrégulières sont des anticorps dirigés contre les antigènes des systèmes Rhésus, Kell, Duffy, Lewis...

La recherche de ces agglutinines irrégulières (RAI) est obligatoire avant toute transfusion (elle doit dater de moins de 72 heures) et permet d'éviter les réactions transfusionnelles dues à ces anticorps. Lorsque la recherche de RAI est positive, il faut utiliser du sang compatibilisé pour accroître la sécurité transfusionnelle.

Complications de la transfusion

» Complications immunologiques

Hémolyse aiguë

- Accident grave, potentiellement mortel, lié à l'incompatibilité ABO entre le sang du donneur et celui du receveur.
- Les symptômes surviennent dans les premières minutes de la transfusion et se caractérisent par une sensation de malaise, des douleurs diffuses, de la fièvre et des frissons puis rapidement apparaissent les signes de choc.
- En urgence : interrompre la transfusion et prévenir le médecin.
- Le traitement est essentiellement symptomatique.

Hémolyse retardée

- Tableau apparaissant en général plusieurs jours après la transfusion et se caractérisant essentiellement par un ictère et une inefficacité de la transfusion.
- Accident en général non grave et lié à une agglutinine irrégulière passée inaperçue.

Syndrome frisson-hyperthermie

- Tableau associant de la fièvre et des frissons au décours de la transfusion.

- Syndrome assez fréquent, notamment lors de la transfusion de plaquettes ou de plasma.
- L'évolution est toujours favorable.
- Il peut être prévenu par l'administration au préalable d'antihistaminique, voire de glucocorticoïdes.

Manifestations allergiques

- Tableau associant essentiellement prurit et érythème.
- Manifestations fréquentes lors de la transfusion de plaquettes ou de plasma.
- Elles peuvent être prévenues par l'administration au préalable d'antihistaminique, voire de glucocorticoïdes.

» Complications infectieuses

Choc septique

- Très grave, pronostic vital engagé : signes cliniques du choc septique.
- Lié soit à une bactériémie chez le donneur lors du prélèvement, soit à une faute d'asepsie lors du don, soit à de mauvaises conditions de conservation des produits sanguins.
- Arrêter immédiatement la transfusion et prévenir le médecin pour commencer le traitement en urgence.

Transmission de maladies virales

- Risque très faible : il s'agit essentiellement des hépatites B et C, et du VIH.
- Ce risque est prévenu d'une part par la sélection des donneurs, le dépistage de l'infection dans le sang des donneurs et enfin par l'utilisation de produits d'inactivation virale.

Transmission de maladies parasitaires

- Risque très faible : il s'agit essentiellement du paludisme.
- Ce risque est prévenu par la sélection des donneurs.

» Complications de surcharge

Surcharge volémique

Elle est liée à une transfusion souvent trop rapide, notamment chez le sujet âgé ou insuffisant cardiaque. Le tableau est alors celui d'un œdème pulmonaire.

Hémochromatose post-transfusionnelle

Complication tardive chez des patients polytransfusés liée à une accumulation de fer dans les tissus et pouvant se traduire par une cirrhose ou une insuffisance cardiaque.

Conduite à tenir IDE

En pratique clinique.

Bilan avant transfusion

COMPÉTENCES 2 ET 4

- » Présence d'une carte de groupe sanguin valide (deux déterminations du groupe ABO et Rhésus sur deux prélèvements différents, avant toute transfusion).
- » Chez les femmes non ménopausées, chez les sujets avec une RAI positive et chez les sujets polytransfusés, un phénotypage plus large est obligatoire.
- » Résultat des RAI (devant dater de moins de 72 heures avant la transfusion).
- » Présence du dossier transfusionnel du patient avec les étiquettes du patient.
- » Les sérologies prétransfusionnelles ne sont plus obligatoires (sérologies VIH, hépatite B et C, et transaminases).

Règles de prélèvement pour la détermination du groupe sanguin

- » Vérification de l'identité : nom, prénom et date de naissance (déclinés par le patient).
- » Étiquetage du tube au lit du malade.

- Règles des deux déterminations : deux prélèvements différents effectués par deux personnes différentes.

En cas d'urgence vitale

- Réalisation des prélèvements avant la transfusion.
- Transfusion immédiate par du sang O négatif sans attendre le résultat du groupage.

Vérifications à réception des produits sanguins labiles

COMPÉTENCES 2 ET 4

- Respect de la chaîne du froid pendant le transport entre l'Établissement français du sang (EFS) et le service où aura lieu la transfusion.
- Concordance entre le produit commandé et celui reçu.
- Concordance entre l'identité du patient, la prescription de PSL nominative et la carte de groupe sanguin.
- Bonne conservation des produits avant la mise en œuvre de la transfusion : à conserver au froid et transfusion dans les 6 heures pour les culots globulaires et le plasma, transfusion dès l'arrivée pour les plaquettes.

Vérifications au lit du malade

COMPÉTENCES 2 ET 4

- Contrôle de la validité de la carte de groupe et des résultats des RAI.
- Réalisation du contrôle prétransfusionnel ultime (CPU), obligatoire, par l'infirmier·e qui va réaliser la transfusion.

Contrôle prétransfusionnel ultime

COMPÉTENCES 2 ET 4

Ce contrôle est obligatoire et doit être réalisé au lit du malade par l'infirmier·e qui va réaliser la transfusion.

- Vérification de la concordance entre l'identité du patient et celle mentionnée sur la carte de groupe.
- Vérification de la concordance entre le groupe mentionné sur la carte de groupe et celui mentionné sur la poche de sang.

» Réalisation de la réaction de Beth-Vincent qui permet de vérifier le groupe ABO du sang du patient et de la poche de sang (figure 40.3).

Mise en route de la transfusion

COMPÉTENCES 2 ET 4

À l'aide du perfuseur dédié (filtre antiagrégats) et de la tubulure, en transfusant lentement au début.

Surveillance en cours de perfusion

COMPÉTENCES 2 ET 4

» Au lit du malade pendant les 10 premières minutes (période de survenue des accidents graves).

» Contrôle des constantes régulièrement pendant toute la transfusion (pouls, PA).

» Signalement de tout incident pendant la transfusion (appel immédiat du médecin et du centre de transfusion).

Après transfusion

COMPÉTENCE 2

» Remplir la fiche transfusionnelle.

» Remplir la fiche d'hémovigilance s'il y a lieu.

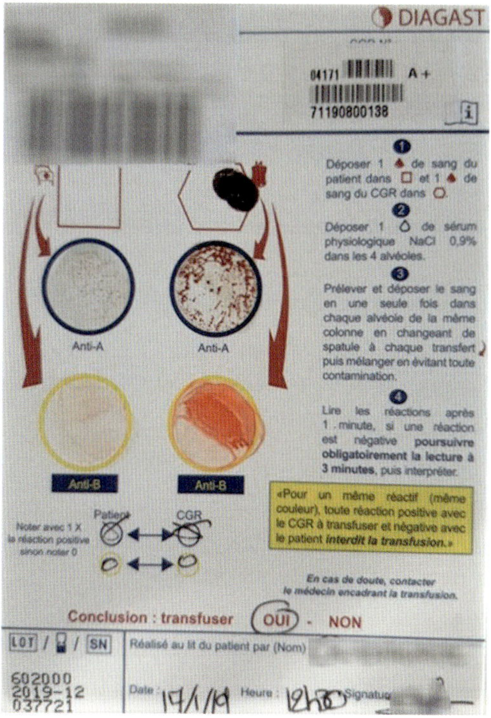

FIGURE 40.3. **Test ultime de comptabilité ABO (réaction de Beth-Vincent).**

Le patient et le CGR sont de groupe A (agglutination en présence de l'anticorps anti-A), la transfusion peut donc être réalisée.

Source : CEMIR. Médecine intensive - réanimation, urgences et défaillances viscérales aiguës. 7e édition. Elsevier-Masson © 2021.

41 Concentrés globulaires

Les différents types de concentrés globulaires (CG)

Concentré globulaire standard

Durée de conservation de 42 jours.

Ce produit contient une grande quantité de leucocytes et de plaquettes du donneur.

Concentré globulaire déleucocyté

Dans ce produit, la quasi-totalité des leucocytes a été éliminée.

Deux indications principales :

- chez les patients immunisés (anticorps anti-HLA^{+}) ;
- chez les patients polytransfusés ou en attente de transplantation pour éviter l'immunisation HLA.

Concentré globulaire déplasmatisé

Dans ce produit, la quasi-totalité des protéines plasmatiques résiduelles a été éliminée.

Ces concentrés sont indiqués lorsqu'il existe une immunisation vis-à-vis de certaines protéines plasmatiques.

Concentré globulaire phénotypé

Il s'agit de concentrés immunologiquement sélectionnés au-delà de la simple détermination ABO et Rhésus (phénotypage étendu aux systèmes Rhésus et Kell).

Indications principales :

- pour les femmes en âge de procréer et les patients polytransfusés ;

- pour éviter les accidents transfusionnels chez les patients immunisés.

Concentré globulaire comptabilisé

Il s'agit de concentrés immunologiquement sélectionnés de façon personnalisée pour le receveur. Les CG sont testés vis-à-vis du sérum du patient.

Ces culots sont indiqués chez les patients qui ont des RAI positives.

Concentré globulaire irradié

L'irradiation rend les lymphocytes du donneur incapables de développer une réaction du greffon contre l'hôte.

Ces culots sont utilisés chez les patients immunodéprimés (notamment après greffe de moelle osseuse).

En pratique

- Les CG doivent être transportés et conservés à une température constamment comprise entre + 2 °C et + 8 °C (contrôlée par indicateurs de température).
- Le transport doit être réalisé exclusivement dans les conteneurs isothermes *rouges* prévus à cet usage. Aucun autre produit ne doit être transporté dans ces conteneurs.
- La transfusion doit être réalisée dès l'arrivée du produit dans l'unité de soins.
- Les produits non immédiatement transfusés (par exemple, un second culot) doivent être transférés dans un réfrigérateur du service (zone à + 4 °C, réservée à cet usage).

42 Concentrés plaquettaires

Indication

Les concentrés plaquettaires (CP) sont utilisés en cas de thrombopénie.

Les différents concentrés plaquettaires disponibles

» Concentré standard de plaquettes

Obtenu par mélange de plaquettes provenant de plusieurs donneurs. Ces culots contiennent de nombreux leucocytes du donneur.

» Autres types de concentrés plaquettaires

On distingue :

- concentré de plaquettes d'aphérèse : obtenu à partir d'un seul donneur, il permet de réduire le risque d'immunisation ;
- concentré plaquettaire déleucocyté ;
- concentré plaquettaire phénotypé ;
- concentré plaquettaire déplasmatisé.

En pratique

Les CP doivent être transportés dans les conteneurs isothermes *jaunes* prévus à cet usage.
Ils doivent être transfusés dès l'arrivée dans l'unité de soins.

43 Plasma frais congelé

Définition

Le plasma frais congelé (PFC) est utilisé chez les patients en raison des facteurs de coagulation qu'il contient.

On préfère aujourd'hui utiliser du plasma viro-inactivé obtenu après mélange de plusieurs dons de plasma soumis à l'action de produits virucides.

Indications

On retiendra trois indications :

- hémorragie aiguë entraînant un déficit global des facteurs de coagulation ;
- coagulation intravasculaire disséminée (CIVD) ;
- déficit congénital isolé d'un facteur de la coagulation pour lequel il n'existe pas de produit spécifique de substitution.

Les PFC en pratique

Les PFC doivent être transportés dans les conteneurs isothermes *jaunes* prévus à cet usage.

Le PFC est délivré décongelé par l'établissement de transfusion sanguine (la décongélation est obtenue en 20 à 30 minutes).

Ce PFC doit au mieux être transfusé dans les 3 heures pour préserver l'intégrité des facteurs de coagulation les plus labiles et impérativement dans les 6 heures qui suivent la décongélation. En conséquence, la prescription doit comporter, impérativement et légalement, la date et l'heure souhaitées pour la délivrance de ce produit.

En aucun cas, un PFC décongelé ne doit être recongelé.

44 Solutés de remplissage

Objectifs du traitement

- Les solutés de remplissage sont utilisés pour assurer le remplissage vasculaire.
- Le but du remplissage vasculaire est la correction d'un déficit volémique absolu ou relatif.
- L'hypovolémie absolue correspond à la diminution de la masse sanguine (hémorragie, diminution de la masse plasmatique).
- L'hypovolémie relative est liée à une inadéquation entre contenant (par exemple, vasodilatation) et contenu.
- Les solutés de remplissage se subdivisent en deux catégories :
  - les solutés micromoléculaires, ou cristalloïdes, qui agissent essentiellement par le biais de l'osmolalité ;
  - les solutés macromoléculaires, ou colloïdes, qui agissent essentiellement par un pouvoir oncotique.

Rappel

» L'**osmolalité** mesure la quantité d'osmoles (moles de solutés osmotiquement actifs) par kilogramme d'eau, exprimée en mOsm/kg H_2O. Les solutés osmotiquement actifs du plasma sont principalement les ions sodium (et leurs anions associés) et le glucose.

» La **pression oncotique**, ou pression osmotique colloïdale, est la pression osmotique exercée par les grosses molécules du plasma (principalement les protéines), celles-ci tendant à attirer l'eau. L'albumine contribue à environ 75 % de la pression oncotique plasmatique.

Principaux médicaments (tableau 44.1)

TABLEAU 44.1 Solutés de remplissage.

Cristalloïdes	Solutés isotoniques	Sérum physiologique Ringer Ringer Lactate
	Solutés hypertoniques	Sérum salé hypertonique
Colloïdes	Colloïdes naturels	Albumine
	Colloïdes de synthèse	Gélatines Hydroxyéthylamidons

Indications

- Les situations d'hypovolémie absolue : hémorragie, déshydratation, pertes hydrosodées...
- Les situations d'hypovolémie relative : état infectieux sévère, intoxication par dépresseurs du système nerveux central, anesthésie rachidienne...

45 Cristalloïdes

Objectifs du traitement

- L'indication principale du remplissage vasculaire est la correction d'une hypovolémie vraie par diminution de la masse sanguine ou relative par diminution du retour veineux sanguin au cœur.
- On distingue les cristalloïdes isotoniques et les cristalloïdes hypertoniques.

Propriétés

» Cristalloïdes isotoniques

- Efficacité volémique faible :
  - seul ¼ à ⅕ du volume perfusé reste dans le secteur intravasculaire. Le reste passe dans le secteur interstitiel, exposant au risque d'inflation hydrosodée de ce secteur ;
  - pour compenser une hypovolémie, il faut donc injecter 4 à 5 fois le volume à compenser.
  - par exemple : perte de 500 mL de masse sanguine = injection de 2 000 mL de soluté isotonique !
- Durée d'efficacité : de 1 à 3 heures.

» Cristalloïdes hypertoniques

- Provoque un apport massif de sodium, entraînant une mobilisation de l'eau intracellulaire vers le milieu extracellulaire.
- L'effet d'expansion volémique est identique à celui des colloïdes pour une perfusion de 4–6 mL/kg.

Mécanisme(s) d'action

Les solutés micromoléculaires, ou cristalloïdes, agissent essentiellement par le biais de l'osmolalité.

Principaux médicaments (tableau 45.1)

TABLEAU 45.1 Cristalloïdes isotoniques.

DCI (spécialités)	Forme galénique et dosage	Voie	Posologie usuelle
Cristalloïdes isotoniques (NaCl 0,9 %, Ringer Lactate®)	Poche ou flacon de 250, 500 et 1 000 mL	IV	Selon le contexte clinique

Indications

Traitement des défaillances circulatoires aiguës :

- lors des états de choc :
  - hypovolémique ;
  - hémorragique ;
  - toxi-infectieux ;
  - traumatique ;
- ou au cours des brûlures étendues.

Principaux effets indésirables

- Les solutés isotoniques n'ont pas d'effet indésirable particulier.
- Avec le sérum salé hypertonique, on peut observer une hypernatrémie, une hyperosmolarité et une majoration du saignement.

Conduite à tenir IDE

En urgence.

Surveillance

COMPÉTENCE 2

» S'assurer de l'efficacité du traitement (notamment lors du remplissage d'un état de choc) : amélioration de la pression artérielle, diurèse, disparition des signes de choc.

» S'assurer de l'absence de complications : œdème aigu pulmonaire.

Modalités d'administration

COMPÉTENCE 4

L'administration de cristalloïdes se fait par voie veineuse.

46 Colloïdes

Objectifs du traitement

- L'indication principale du remplissage vasculaire est la correction d'une hypovolémie vraie par diminution de la masse sanguine ou relative par diminution du retour veineux sanguin au cœur.
- On distingue les colloïdes naturels (albumine) et les colloïdes de synthèses (gélatines et hydroxyéthylamidons).

Propriétés

» Les gélatines

- Polypeptides obtenus par hydrolyse du collagène d'origine animale.
- Pouvoir d'expansion volémique proche de 0,8.
- Durée d'action variant entre 4 et 5 heures.

» Les hydroxyéthylamidons (HEA)

- Polysaccharides modifiés, extraits du maïs riche en amylopectine.
- Pouvoir d'expansion volémique est compris entre 1 et 1,4.
- Durée d'efficacité comprise entre 4 et 8 heures pour les autres.

Mécanisme(s) d'action

Les colloïdes agissent essentiellement par un pouvoir oncotique, permettant ainsi le remplissage vasculaire.

Principaux médicaments (tableau 46.1)

TABLEAU 46.1 Colloïdes.

DCI (spécialités)	Forme galénique et dosage	Voie	Posologie usuelle
Albumine (cf. Fiche 47)			
Gélatines (Plasmion®, Gelofusine®)	Poche ou flacon de 100, 250, 500 et 1000 mL	IV	Selon le contexte clinique
Hydroxyetylamidons (Isovol®, Restorvol®, Voluven®)	Poche ou flacon de 250 et 500 mL	IV	Selon le contexte clinique

Indications

Traitement des défaillances circulatoires aiguës lors des états de choc :

- hypovolémique ;
- hémorragique ;
- toxi-infectieux ;
- traumatique ;
- ou au cours des brûlures étendues.

Contre-indications

- Allergie.
- Femme enceinte.

Principaux effets indésirables

» Les gélatines

- Réactions anaphylactoïdes : 0,35 %.
- Chocs maternels décrits sans atteinte fœtale directe par le biais d'IgE (ne traversent pas la barrière), d'où la contre-indication de leur emploi en obstétrique.
- Diminution de l'agrégation plaquettaire.

» Les hydroxyéthylamidons (HEA)

- Des accidents graves ont été décrits lors de l'utilisation prolongée : maladie de von Willebrand acquise, atteintes hépatiques, atteintes rénales...

Conduite à tenir IDE

En urgence.

Surveillance

COMPÉTENCE 2

» S'assurer de l'efficacité du traitement (notamment lors du remplissage d'un état de choc) : amélioration de la pression artérielle, reprise de la diurèse, disparition des signes de chocs.

» S'assurer de l'absence de complications :
- allergiques ;
- œdème aigu pulmonaire (de surcharge).

Modalités d'administration

COMPÉTENCE 4

L'administration de colloïdes se fait par voie veineuse.

47 Albumine

Objectifs du traitement

- L'albumine fait partie des solutés de remplissage et plus particulièrement des solutés macromoléculaires, ou colloïdes, qui agissent essentiellement par un pouvoir oncotique.
- Tout comme les autres solutés de remplissage, elle est utilisée pour assurer le remplissage vasculaire. Le but du remplissage vasculaire est la correction d'un déficit volémique absolu ou relatif.
- Le choix de l'albumine par rapport aux autres colloïdes de synthèse dépend de la situation clinique de chaque patient.

Propriétés

- L'albumine est le déterminant principal de la pression oncotique du plasma.
- L'albumine exogène a donc un pouvoir d'expansion volémique.
- Son pouvoir d'expansion volémique varie selon qu'elle est hypo- ou iso-oncotique (4 et 5 %) ou hyper-oncotique (20 %).
- Le pouvoir d'expansion volémique d'une solution à 4 % est de 0,7 à 0,8 litre par litre perfusé. Il faut donc apporter 1,2 litre d'albumine à 4 % si l'on veut compenser une perte de 1 litre de masse sanguine.
- Actuellement, l'albumine est obtenue à partir du plasma issu des donneurs de sang par fractionnement du plasma et traitement par chauffage.
- Durée d'efficacité : 6 à 8 heures.

Mécanisme(s) d'action

Comme les autres colloïdes, l'albumine agit essentiellement par un pouvoir oncotique, permettant ainsi le remplissage vasculaire.

Principaux médicaments (tableau 47.1)

TABLEAU 47.1 Albumine.

DCI (spécialités)	Forme galénique et dosage	Voie	Posologie usuelle
Albumine 4 % (Vialbex®, Albunorm®)	Flacon en verre de 100, 250 et 500 mL	IV	Selon le contexte clinique
Alumine 5 % (Vialbex®, Albunorm®)	Flacon en verre de 100, 250 et 500 mL	IV	Selon le contexte clinique
Albumine 20 % (Albumine Baxter®, Vialbex®, Albunorm®, Flexbumin®, Ydralbum®)	Flacon en verre de 10, 50 et 100 mL	IV	Selon le contexte clinique

Indications

» Albumine à 4 ou 5 %

- Remplissage vasculaire chez l'adulte et l'enfant, nécessitant l'utilisation d'une solution colloïdale et alors que les colloïdes artificiels sont contre-indiqués ou

ont été utilisés à leur posologie maximale, notamment dans les situations suivantes :
  - chez les brûlés graves ;
  - au cours des échanges plasmatiques ;
  - chez la femme enceinte ;
  - dans le syndrome de Lyell.
- Au cours d'un remplissage vasculaire chez la femme enceinte en situation de pré-éclampsie, en présence d'une fuite protéique importante, démontrée par une hypoprotidémie.

» Albumine à 20 %

- Remplissage vasculaire en présence d'un syndrome œdémateux majeur chez l'adulte et l'enfant, associé à une hypoalbuminémie profonde, notamment dans les situations suivantes :
  - chez les patients de réanimation, en dehors de la phase initiale de remplissage ;
  - au cours de la réaction du greffon contre l'hôte chez le patient transplanté.
- Dans la cirrhose de l'adulte et de l'enfant dans les situations suivantes :
  - ascite tendue ou volumineuse, traitée par paracentèse de volume important ;
  - infection spontanée du liquide d'ascite ;
  - en péri-opératoire de transplantation hépatique.
- Au cours d'un remplissage vasculaire chez la femme enceinte en situation de pré-éclampsie, en présence d'une fuite protéique importante, démontrée par une hypoprotidémie.
- Prévention de l'ictère nucléaire du nouveau-né en cas d'hyperbilirubinémie menaçante.
- Hypoalbuminémie profonde et symptomatique chez le nouveau-né et le nourrisson.
- Troubles hémodynamiques du nouveau-né en cas d'hypovolémie non corrigée par le remplissage aux cristalloïdes.

- Maladies congénitales de la bilirubine : hyperbilirubinémies libres menaçantes, notamment la maladie de Crigler-Najjar.

Contre-indications

- Allergie connue.
- Surcharge circulatoire.
- Insuffisance rénale dialysée.
- Troubles de l'hémostase.

Principaux effets indésirables

- Rares : bouffées vasomotrices, urticaire, fièvre, nausées.
- Très rares : état de choc en cas d'hypersensibilité.

Conduite à tenir IDE

En urgence.

Accueil du patient

COMPÉTENCE 1

Surveillance

COMPÉTENCE 2

» S'assurer de l'efficacité du traitement (notamment lors du remplissage d'un état de choc) : amélioration de la pression artérielle, diurèse, disparition des signes de choc.

» S'assurer de l'absence de complications :

» allergique ;

» œdème aigu pulmonaire.

Modalités d'administration

COMPÉTENCE 4

L'administration d'albumine se fait par voie intraveineuse.

48 Amines vaso-actives

Les différentes amines vaso-actives

On utilise aujourd'hui quatre classes d'amines vaso-actives :

- l'adrénaline ;
- la noradrénaline ;
- la dobutamine ;
- la dopamine.

Rappel

Effets de la stimulation des récepteurs alpha :

- au niveau sanguin par une vasoconstriction et une augmentation de la pression sanguine ;
- au niveau des yeux par une mydriase ;
- au niveau des muscles lisses par une contraction de l'utérus, un relâchement au niveau de la vessie.

Effets de la stimulation des récepteurs bêta :

- récepteurs bêta 1 :
  - au niveau du cœur : augmentation de la force de contraction et du rythme cardiaque ;
  - au niveau des fibres lisses : relâchement au niveau gastro-intestinal ;
- récepteurs bêta 2 :
  - au niveau pulmonaire : relaxation des muscles lisses bronchiques ;
  - au niveau musculaire : relaxation intestinale et utérine.

49 Adrénaline

Mécanismes d'action

L'adrénaline a une action directe sur le système sympathique par stimulation des récepteurs alpha et bêta.

Son affinité est plus importante pour les récepteurs bêta-2 puis bêta-1 et enfin alpha.

Les effets principaux de l'adrénaline sont :

- une augmentation de la pression artérielle par vasoconstriction ;
- une augmentation de la fréquence cardiaque.

Indications principales

- Traitement de l'arrêt cardiaque : en cas d'asystolie.
- Traitement des états de choc.
- Traitement du choc anaphylactique.

Voies d'administration

Le plus souvent utilisée en intraveineux (IVD ou à la seringue électrique), elle pcut être utilisée en sous-cutanée ou en intratrachéale.

Effets secondaires

- Angor.
- Troubles du rythme cardiaque.

Contre-indications

- Insuffisance coronaire.
- Trouble du rythme ventriculaire.

50 Noradrénaline

Mécanismes d'action de la noradrénaline

La noradrénaline a une action très puissante sur les récepteurs alpha et plus modérée sur les récepteurs bêta-1. La noradrénaline provoque une vasoconstriction généralisée.

Indications principales de la noradrénaline

Traitement des états de choc, notamment du choc septique.

Voies d'administration

Le plus souvent utilisée en intraveineux à la seringue électrique.

Effets secondaires

- Angor.
- Troubles du rythme cardiaque.

Contre-indications

- Allergie au produit.

51 Dobutamine

Mécanismes d'action de la dobutamine

La dobutamine est un agoniste bêta-adrénergique avec une affinité préférentielle pour les récepteurs bêta-1. Elle présente également une faible affinité pour les récepteurs alpha.

Indications principales de la dobutamine

Traitement du choc cardiogénique.

Voies d'administration

Le plus souvent utilisée en intraveineux à la seringue électrique.

Effets secondaires

Troubles du rythme ventriculaire.

Contre-indications

Troubles du rythme ventriculaire.

52 Dopamine

Mécanismes d'action de la dopamine

La dopamine est le précurseur de la noradrénaline. Elle stimule directement les récepteurs adrénergiques alpha et bêta, mais également et avec une plus grande affinité, des récepteurs dopaminergiques spécifiques.

La stimulation des récepteurs dopaminergiques périphériques induit principalement une vasodilatation.

L'ordre d'affinité de la dopamine pour ces récepteurs est le suivant.

Récepteurs :

dopaminergiques > bêta-adrénergiques > alpha-adrénergiques.

Indications principales de la dopamine

Traitement du choc.

Voies d'administration

Le plus souvent utilisée en intraveineux à la seringue électrique.

Effets secondaires

Troubles du rythme ventriculaire.

Contre-indications

Troubles du rythme ventriculaire.

53 Principes de la sédation

Objectifs de la sédation

La sédation peut se définir comme l'utilisation de moyens médicamenteux ou non, destinée à assurer le confort physique et psychique du patient, et à faciliter les techniques de soins. Elle est donc étroitement liée à la notion de qualité de soins.

Les objectifs de la sédation sont :

- améliorer le confort du patient en luttant contre la douleur, l'anxiété et le manque de sommeil ;
- assurer la sécurité du patient agité, ainsi que celle du personnel ;
- faciliter les soins et en garantir l'efficacité ;
- optimiser les bénéfices de la ventilation mécanique en permettant l'adaptation au respirateur ;
- faciliter les actes à visée diagnostique et thérapeutique de courte durée ;
- réduire la réponse neuro-endocrinienne au stress dans les quelques situations où son effet délétère est établi de façon convaincante.

Thérapeutiques utilisées pour réaliser la sédation

Elles peuvent être médicamenteuses ou non, ou à visée psychiatrique.

» Thérapeutiques non médicamenteuses

La prise en charge psychologique du patient et la prise en compte de son confort apparaissent fondamentales. Il s'agit d'un objectif de qualité des soins. L'organisation des soins et la formation du personnel sont déterminantes. En participant au «bien-être» du patient, ces thérapeutiques ont à la fois un rôle curatif et préventif.

Le confort du patient et la communication atténuent l'anxiété. Assurés dès l'entrée en réanimation, ils diminuent l'angoisse.

Les soins de base contribuent au «bien-être» et préviennent l'agitation et la douleur.

Les effets bénéfiques de la lumière naturelle et de la réduction des bruits sont démontrés. Le sommeil doit être favorisé. En pédiatrie, l'effet bénéfique de la présence des parents est admis.

» Thérapeutiques médicamenteuses

Morphinomimétiques

Ils sont très utilisés pour leurs propriétés analgésiques et de dépression respiratoire recherchée pour l'adaptation au respirateur. Chez le patient ventilé, la morphine n'est plus beaucoup utilisée en raison de sa moindre maniabilité, de son retentissement hémodynamique et du risque d'accumulation. Le fentanyl est souvent prescrit pour sa bonne tolérance hémodynamique et l'absence d'accumulation. Le sufentanil est plus puissant, d'action et d'élimination plus rapides.

Benzodiazépines

Leurs effets : anxiolyse, sédation, myorelaxation, amnésie, en font les molécules les plus prescrites. Le diazépam est moins utilisé en raison de sa longue demi-vie et de ses métabolites actifs responsables de retard de réveil. Le midazolam (Hypnovel®) est devenu la benzodiazépine de référence en réanimation.

Autres produits

Parmi, les autres produits, on distingue :

- la kétamine, qui a comme intérêt de permettre la conservation d'une ventilation spontanée ;

- le propofol (Diprivan®), qui est très utilisé en anesthésie pour sa réversibilité rapide et qui permet un réveil plus rapide;
- les curares, qui permettent une parfaite adaptation des patients présentant une insuffisance respiratoire sévère.

» Thérapeutiques psychiatriques

L'avis psychiatrique est indispensable, afin de sélectionner les produits les plus appropriés aux états anxieux (anxiolytiques, neuroleptiques sédatifs, antidépresseurs sédatifs...), aux états psychotiques (neuroleptiques incisifs) ou aux états dépressifs.

Effets secondaires

» Morphinomimétiques

La dépression respiratoire est étroitement corrélée à l'effet analgésique. Recherchée chez le malade ventilé, elle est délétère en ventilation spontanée. La tolérance hémodynamique du fentanyl et du sufentanil est bonne, sauf en cas d'hypovolémie. L'administration prolongée de ces produits est responsable de troubles digestifs et de rétention d'urine.

» Benzodiazépines

Le risque d'hypotension artérielle doit être connu en cas d'hypovolémie.

» Propofol (Diprivan®)

Les effets cardiovasculaires (vasodilatation et effets dépresseurs myocardiques) contre-indiquent son emploi en cas d'hypovolémie ou d'insuffisance cardiaque. Des épisodes de bradycardie ont été décrits.

» Curares

Les compressions vasculo-nerveuses et les ulcérations de cornée sont des complications redoutables qui doivent être prévenues. La manipulation des patients curarisés doit se faire en monobloc et doit être extrêmement prudente.

La sédation profonde et prolongée entraîne un état d'immobilisation propice à certaines complications.

Il est nécessaire de prévenir certains risques : ulcérations cornéennes, compressions nerveuses, escarres, thromboses veineuses, accidents liés aux techniques ventilatoires, stase digestive et iléus...

Modalités pratiques de la sédation

» États algiques

Le traitement des douleurs intenses, aiguës ou prolongées, que le patient soit ventilé ou non, fait appel aux morphinomimétiques.

» Ventilation contrôlée

Lorsqu'il est jugé nécessaire de recourir à une sédation, le choix de première intention est soit une benzodiazépine (Midazolam®), soit un morphinomimétique, soit l'association des deux. En cas d'inefficacité de l'association, le propofol peut être substitué au midazolam.

» Modalités de surveillance

À l'heure actuelle, elle est clinique et non spécifique. Les échelles d'évaluation peuvent être une aide intéressante.

Sédation

Le niveau de la sédation doit être ajusté à la situation clinique afin d'éviter des sédations inefficaces, ou au contraire excessives.

Douleur

Calmer la douleur est un objectif prioritaire. Rien ne permet d'assurer qu'elle est identifiée correctement et traitée de façon appropriée. L'expérience acquise suggère que l'emploi d'échelles optimise la gestion de la douleur.

Curarisation

Le monitorage de la curarisation est aisé. La mesure du *train of four* (TOF) permet d'évaluer l'importance de la curarisation d'un patient.

Mes notes de stage

Elsevier Masson SAS
65, rue Camille-Desmoulins
92442 Issy-les-Moulineaux Cedex
Dépôt légal : août 2022

Composition : STRAIVE

Imprimé en Pologne par Dimograf